麻醉恢复室
护理手册

韩 艳 刘 克 史秀宁 刘 芳 ◎ 主编

科学技术文献出版社
SCIENTIFIC AND TECHNICAL DOCUMENTATION PRESS
·北京·

图书在版编目（CIP）数据

　麻醉恢复室护理手册 / 韩艳等主编 . —北京：科学技术文献出版社，2020. 8 （2023. 1 重印）

　ISBN 978-7-5189-6906-7

　Ⅰ . ①麻…　Ⅱ . ①韩…　Ⅲ . ①麻醉—护理学—手册　Ⅳ . ① R473.6-62

中国版本图书馆 CIP 数据核字（2020）第 125230 号

麻醉恢复室护理手册

策划编辑：张　蓉　　　责任编辑：吕海茹　陶文娟　　　责任校对：张永霞　　　责任出版：张志平

出　版　者	科学技术文献出版社
地　　　址	北京市复兴路15号　邮编 100038
编　务　部	（010）58882938，58882087（传真）
发　行　部	（010）58882868，58882870（传真）
邮　购　部	（010）58882873
官 方 网 址	www.stdp.com.cn
发　行　者	科学技术文献出版社发行　　全国各地新华书店经销
印　刷　者	北京九州迅驰传媒文化有限公司
版　　　次	2020 年 8 月第 1 版　2023 年 1 月第 5 次印刷
开　　　本	787×1092　1/16
字　　　数	266千
印　　　张	14.5
书　　　号	ISBN 978-7-5189-6906-7
定　　　价	58.00元

主编简介

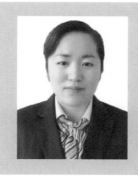

韩艳

副主任护师，硕士，青岛大学附属医院西海岸院区护士长。从事危重症护理工作 10 余年，理论知识扎实，操作技能熟练。近年来发表论文 10 余篇，其中护理核心期刊论文数篇，并参编国家规划教材。

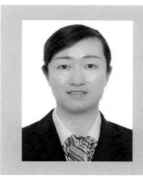

刘克

主管护师，本科，青岛大学附属医院护士长。从事神经外科危重症护理 10 余年，理论知识扎实，操作技能熟练。近年来参编著作数部，发表论文数篇。

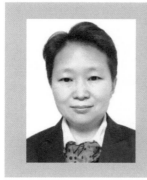

史秀宁

主管护师，北京大学应用心理学专业在职研究生。国家二级心理咨询师，广东省心理卫生协会心理援助热线督导师。2012—2017 年进入第四届、第五届中国—挪威精神分析心理治疗师与督导师连续培训项目初级组和提高组学习。2017—2019 年进入第八届中德精神分析连续培训项目督导组学习，接受德国精神分析专家全程培训。

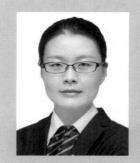

刘芳

主管护师，硕士，青岛大学附属医院崂山院区乳腺病诊疗中心副护士长。从事临床护理工作近 10 年，临床护理及护理管理经验丰富。现任山东省护理学会护理信息专业委员会副主任委员、青岛市护理协会放疗护理专业委员会委员。近年来参编著作 4 部，在核心期刊发表论文 5 篇，获得发明专利 1 项。

编委会

主　编　韩　艳　刘　克　史秀宁　刘　芳

副主编　徐　虹　李银玲　吕宝娇　党志红　葛　萍

编　者（按姓氏拼音排序）

曹洪英	陈　娜	党志红	董胜男	杜忠军	范美霞	方萌萌
冯　莉	付蕾蕾	付秀云	高　扬	葛　萍	谷如婷	郭　珍
郭小靖	郭欣宜	韩　艳	胡伟伟	黄文静	姜卫波	荆天玉
匡严娜	李春荣	李丹丹	李金芮	李力元	李琳章	李青原
李少玲	李晓琳	李艳红	李阳阳	李银玲	林志豪	刘　芳
刘　红	刘　克	刘　勇	刘肖倩	刘晓英	刘亚楠	刘迎超
刘玉敏	柳国强	吕宝娇	麻　宁	逄　笑	逄春霞	綦晓梅
邱麒燃	冉秀华	任春云	任丽丽	阮照云	单明霞	石玉玲
史秀宁	宋晓燕	苏颖颖	孙　慧	孙辉睿	孙明月	唐家明
陶雅丽	滕　娜	滕丽萍	田艳华	万乐文	王　敏	王　茜
王　相	王　艳	王宝娇	王华君	王佳佳	王洁俐	王九龙
王丽君	王莉慧	王孟子	王苗真	王明芳	王淑君	王舒婷
王文娟	王晓慧	王晓霞	王雪梅	王艳丽	王永立	王珍珍
温翠丽	肖喜梅	徐　虹	徐　青	徐丽智	许珍珍	闫　舒
杨　靖	杨博文	于晓芬	于晓宁	翟　琳	张　华	张　惠
张　曼	张　倩	张　欣	张宝波	张春阳	张剑军	张军伟
张伟娜	张晓俊	张晓燕	张莹莹	赵　悦	赵洪燕	赵蕊蕊
郑　冬	周　霞	禚艳丽				

前　言

　　麻醉恢复室是三级医院手术室的重要组成部分，麻醉恢复室护理在患者手术结束到患者麻醉苏醒这一过程中也起到至关重要的作用。

　　由于不同医院麻醉恢复室的配置不同，护理人员的工作内容也不同。大多数医院的麻醉恢复室护士除负责麻醉苏醒期护理外，还需负责药品管理、仪器设备保养、麻醉科院感防控等工作，而少数医院的麻醉科护士为麻醉护士即工作内容为麻醉前护理及麻醉过程中的监护。由于目前国内关于麻醉恢复室护理的专著相对较少，很多新入门麻醉恢复室护士缺少较规范的知识参考，为此，特组织编写一本系统介绍麻醉恢复室护理常规知识与技能的专著，以方便相关护理人员查阅。

　　本书汇总了麻醉恢复室护理人员工作中的应知应会内容，并对重点、难点进行分类讲解。全书共分为十章，包括麻醉恢复室护理岗位工作流程与标准、围手术期常用药物、麻醉科常用监测技术、围手术期患者容量管理、术后疼痛管理、呼吸机应用、麻醉科仪器设备使用与维护、麻醉恢复室患者的护理、医院感染防控相关制度、麻醉恢复室常见风险评估，内容翔实，深入浅出，具有很强的临床实用性，特别适合麻醉恢复室护士及相关科室医护人员阅读。

　　真诚希望读者能从书中受益，但由于学科不断发展，知识不断更新，本书难免存在不足之处，恳请读者批评指正。

韩艳

目　录

第一章　麻醉恢复室护理岗位工作流程与标准

第一节　总务护士工作流程与标准

总务护士班次分为 7–4 班次和 11–20 班次，工作流程与标准见表 1–1、表 1–2。

表 1–1　总务护士（7–4 班次）工作流程与标准

	工作流程	标准
1	7：00 到岗，与夜班值班医师交接；清点麻醉和精神药品（以下简称麻精药品）空安瓿数量，消毒夜间使用的护目镜及防护面屏	做到衣帽整齐，填写认真、无误，交班中如发现、治疗、器械物品等交代不清，应立即查问，严格执行交接班制度，若有疑问及时落实并向护士长汇报。麻精药品数量与空安瓿是否一致，如有不符立即查找原因。严格执行消毒隔离制度
2	7：30 负责发放手术间领用的药品并及时登记，负责冰箱内药品的清点、整理、登记，严格效期管理	严格执行各类药品管理制度，严格执行冰箱管理制度
3	8：30 负责贵重医用耗材的补充、核对，严格按效期管理，统计贵重医用耗材的使用数量，做好登记签名。负责补充麻醉恢复室、麻醉准备间的一次性医用卫生材料，严格效期管理。负责心脏外科手术间贵重耗材的清点及补充工作，做到账物相符	保证物品处于完好备用状态
4	9：00 负责清点分类放置药房发回的麻精药品、高警示药品及其他代管药品	严格执行医院麻精药品、高警示药品及其他代管药品管理制度
5	10：00 负责冰箱温度的检查、登记、签名。负责麻醉恢复室库房、麻醉准备间、麻醉库房温湿度的检查、登记、签名	严格执行冰箱管理制度，严格执行库房温湿度管理规定

表 1-1（续）

	工作流程	标准
6	10：30 清点麻精药品、高警示药品及其他代管药品的数量并登记签名	严格执行医院麻精药品、高警示药品及其他代管药品管理制度
7	10：45 负责库房的管理，做负责出入库登记，做好医用耗材及办公用品的效期管理，做到所有医用耗材先进先出，并协助护士长制定月计划	及时，准确，严格执行库房管理制度
11	负责了解科室外借用品使用及归还情况，及时做好追踪记录	准确，及时落实
12	及时与各部门联系维修仪器等	及时、快速、有效，交接清楚
13	督促落实供应室消毒物品回收情况，负责消毒灭菌物品效期检查	及时落实、准确登记
14	及时归还借用的仪器并落实费用收取情况	及时、准确，认真查对
15	11：00 换班午餐，负责护理麻醉恢复室患者	交接认真，保证医疗护理安全
16	13：30 负责检查前日麻醉恢复记录单及各种文书书写情况	严格执行各类文书书写管理制度
17	14：00 负责冰箱温度的检查、登记、签名。负责麻醉恢复室库房、麻醉准备间、麻醉库房温湿度的检查、登记、签名	严格执行冰箱管理制度，严格执行温湿度管理规定
18	15：00 负责检查麻精药品余液登记情况	严格执行麻精药品余液登记
16	15：30 每周五负责清点药房发放的当日麻精药品、高警示药品及其他代管药品	严格执行医院麻精药品、高警示药品及其他代管药品管理制度
17	负责患者围手术期无痛治疗护理登记本	及时、准确
18	负责核对医生回交麻精药品的数量、处方和空安瓿是否一致并登记签名	严格执行医院麻醉和精神药品管理制度
19	负责白天使用的护目镜及防护面屏等的消毒工作	严格执行消毒隔离制度
20	完成周计划、月计划	及时、准确
21	总结当班工作，与 11-20 班次护士做好交接班	严格执行交接班制度

（徐 虹 张 欣）

表 1-2 　总务护士（11-20 班次）工作流程与标准

	工作流程	标准
1	提前 15 分钟到岗，了解当班工作情况	做到衣帽整齐，严格落实交接班制度
2	11：00 完成入麻醉恢复室患者新型冠状病毒肺炎（以下简称新冠）相关内容的筛查登记。服从 10-18 班次组长安排接收入麻醉恢复室的患者。与麻醉医生、手术医生及巡回护士严格交接班，对于入室需呼吸机辅助通气的患者，遵医嘱调节呼吸机参数，接模拟肺运转正常，经医生检查无误后方可接收患者	严格执行新冠相关制度 严格执行交接班制度，严密观察呼吸机运转及报警原因，确保患者使用呼吸机安全
3	做好患者的皮肤管理及各种管路管理，对患者实施保护性约束，做好患者的安全管理	严格查看患者皮肤情况，及时翻身，做好管路护理
4	严密监护患者，观察患者病情，如有病情变化及特殊情况及时通知值班医生及手术医生，并协助处理	掌握"患者十七知道"，及时、快速、有效
5	麻醉恢复室患者用药时做到配药及使用严格双人核对，输血时严格双人床边核对	严格执行查对制度
6	患者符合拔管指征后在麻醉医生的指导下拔管	严格按照拔管指征判断患者是否能够拔管
7	符合麻醉恢复室出室标准的患者，经麻醉医师查看后，备好氧气枕，必要时备好便携式监护仪和转运盒，与外科医生共同护送患者回病房并与病房护士严格交接班	严格按照出室指征判断患者是否达到出室标准，与病房护士严格交接班
8	详细认真记录麻醉恢复记录单。发现问题及时通知值班医生，做好处理后的记录	详细认真地做好护理记录
9	及时巡视麻醉恢复室，保持环境清洁，患者离开后及时对床单元进行终末消毒，达到备用状态	严格遵守 5S 管理规范，严格执行消毒隔离制度
10	16：00 负责核查收取手术患者麻醉恢复期费用，核查核实麻醉费用，做到不多收、不漏收	严格执行医院收费标准
11	核对交回麻精药品的数量、处方与空安瓿是否一致并登记签名	严格执行麻醉和精神药品管理制度，严格落实查对制度
12	负责贵重医用耗材的补充、发放、登记、回收、核对，严格效期管理。做到账务相符。统计贵重医用耗材的使用数量，做好登记签名	严格落实查对制度，做到账务相符
11	18：00 补充麻醉恢复室及麻醉准备间的一次性医用卫生材料	严格效期管理
12	18：30 负责白天使用的护目镜及防护面屏的消毒工作	严格执行消毒隔离制度

表 1-2（续）

	工作流程	标准
13	18：40 负责核查收取手术患者麻醉恢复期费用，核查核实麻醉费用，做到不多收、不漏收	严格执行医院收费标准
14	20：00 总结当班工作，与夜班值班医生做好交接班	严格执行交接班制度

（肖喜梅　刘　勇）

第二节　白班工作流程与标准

白班护士班次分为 8-4 班次、10-18 班次、10-18 兼班次，工作流程与标准见表 1-3~ 表 1-5。

表 1-3　8-4 班次工作流程与标准

	工作流程	标准
1	7：45 到岗，协助护士长完成 8：00 后进入麻醉恢复室的医护人员的体温测量并登记。查看交接班本，了解前一天的患者情况。若有疑问及时落实并向护士长汇报	做到衣帽整齐，严格执行消毒隔离及交接班制度
2	8：00 准点参加晨会交接班，交重点处理的患者，交清患者的处理措施及转归情况。认真听取早交班情况，对特殊危重患者进行登记存档，听取主任及护士长的工作安排	严格执行交接班制度，交班本登记内容全面，并记录当日重点患者
3	8：30 晨会结束，负责整理麻醉恢复室物品，保持环境的整洁，无杂物。监测除颤仪性能并记录，清点气管插管急救箱、新生儿气管插管盒、剖宫产分台盒、DSA 插管箱、麻醉恢复室急救插管盒、成年人转运盒、儿童转运盒、无痛分娩盒、恢复室床头呼吸囊、确保处于完好备用状态。检查监护仪，呼吸机连接管道，预检测呼吸机	保证麻醉恢复室环境清洁、整齐。遵守 5S 管理规范。确保监护仪、呼吸机处于完好备用状态。护理车内物品齐全

表 1-3（续）

	工作流程	标准
4	10：00 负责麻醉恢复室患者的接收。对于入室需呼吸机辅助通气的患者，遵医嘱调节呼吸机参数，接模拟肺运转正常，经医生检查无误后方可接收患者	严格执行交接班制度，严密观察呼吸机运转及报警原因，确保患者使用呼吸机安全
5	做好患者的皮肤管理及各种管路管理，对患者实施保护性约束，做好患者的安全管理	严格查看患者皮肤情况，及时翻身，做好管路护理
6	严密监护患者，观察患者病情，如有病情变化及特殊情况及时通知值班医生及手术医生，并协助处理	掌握"患者十七知道"，及时、快速、有效
7	麻醉恢复室患者用药时做到配药及使用严格双人核对，输血时严格双人床边核对	严格执行查对制度
8	患者符合拔管指征后在麻醉医生的指导下拔管	严格按照拔管指征判断患者是否能够拔管
9	符合麻醉恢复室出室标准的患者，经麻醉医师查看后，备好氧气枕，必要时备好便携式监护仪和转运盒，与外科医生共同护送患者回病房并与病房护士严格交接班	严格按照出室指征判断患者是否达到出室标准，与病房护士严格交接班
10	详细认真记录麻醉恢复记录单。发现问题及时通知值班医生，做好处理后的记录	详细认真做好护理记录
11	及时巡视麻醉恢复室，保持环境清洁，患者离开后及时整理监护仪，进行终末消毒，达到备用状态	严格遵守 5S 管理规范，严格执行消毒隔离制度
12	完成周计划、月计划	及时、准确
13	下班前与晚班组长严格交接班，确认无误后方可下班	严格落实交接班制度

（张 华 唐家明 谷如婷）

表 1-4　10-18 班次工作流程与标准

	工作流程	标准
1	9:45 到岗,了解正常班工作情况	做到衣帽整齐。严格交接班
2	完成入麻醉恢复室患者新冠相关内容的筛查登记。服从组长安排接收入麻醉恢复室的患者。与麻醉医生、手术医生及巡回护士严格交接班,对于入室需呼吸机辅助通气的患者,遵医嘱调节呼吸机参数,接模拟肺运转正常,经医生检查无误后方可接收患者	严格执行新冠相关制度,严格执行交接班制度,严密观察呼吸机运转及报警原因,确保患者使用呼吸机安全
4	做好患者的皮肤管理及各种管路管理,对患者实施保护性约束,做好患者的安全管理	严格查看患者皮肤情况,及时翻身,做好管路护理
5	严密监护患者,观察患者病情,如有变化及特殊情况及时通知值班医生及手术医生,并协助处理	掌握"患者十七知道",及时、快速、有效
6	麻醉恢复室患者用药时做到配药及使用严格双人核对,输血时严格双人床边核对	严格执行查对制度
7	患者符合拔管指征后在麻醉医生的指导下拔管	严格按照拔管指征判断患者是否能够拔管
8	符合麻醉恢复室出室标准的患者,经麻醉医师查看后,备好氧气枕,必要时备好便携式监护仪和转运盒,与外科医生共同护送患者回病房并与病房护士严格交接班	严格按照出室指征判断患者是否达到出室标准,与病房护士严格交接班
9	详细认真记录麻醉恢复记录单。发现问题及时通知值班医生,做好处理后的记录	详细认真做好护理记录
10	及时查看护理车内的物品,及时补充,达到完好备用状态	物品名称与实际放置的物品相符
11	及时巡视麻醉恢复室,保持环境清洁,患者离开后及时对床单元进行终末消毒,达到备用状态	严格遵守 5S 管理规范,严格执行消毒隔离制度
12	完成周计划、月计划	及时、准确
13	下班前与组长严格交接班,确认无误后方可下班	严格落实交接班制度

（温翠丽　徐　青）

表 1-5 10-18 兼班次工作流程与标准

	工作流程	标准
1	9：45 到岗，了解正常班工作情况	做到衣帽整齐。严格交接班
2	完成入麻醉恢复室患者新冠相关内容的筛查登记。服从组长安排接收入麻醉恢复室的患者。与麻醉医生、手术医生及巡回护士严格交接班，对于入室需呼吸机辅助通气的患者，遵医嘱调节呼吸机参数，接模拟肺运转正常，经医生检查无误后方可接收患者	严格执行新冠相关制度。严格执行交接班制度严密观察呼吸机运转及报警原因，确保患者使用呼吸机安全
4	做好患者的皮肤管理及各种管路管理，对患者实施保护性约束，做好患者的安全管理	严格查看患者皮肤情况，及时翻身，做好管路护理
5	严密监护患者，观察患者病情，如有病情变化及特殊情况及时通知值班医生及手术医生，并协助处理	掌握"患者十七知道"，及时、快速、有效
6	麻醉恢复室患者用药时做到配药及使用严格双人核对，输血时严格双人床边核对	严格执行查对制度
7	患者符合拔管指征后在麻醉医生的指导下拔管	严格按照拔管指征判断患者是否能够拔管
8	符合麻醉恢复室出室标准的患者，经麻醉医师查看后，备好氧气枕，必要时备好便携式监护仪和转运盒，与外科医生共同护送患者回病房并与病房护士严格交接班	严格按照出室指征判断患者是否达到出室标准，与病房护士严格交接班
9	详细认真记录麻醉恢复记录单。发现问题及时通知值班医生，做好处理后的记录	详细认真做好护理记录
10	及时巡视麻醉恢复室，保持环境清洁，患者离开后及时对床单元进行终末消毒，达到备用状态	严格遵守 5S 管理规范，严格执行消毒隔离制度
11	补充手术间药品、车内药品及大液体	严格落实查对制度
12	完成周计划、月计划	及时、准确
13	下班前与组长严格交接班，确认无误后方可下班	严格落实交接班制度

（孙辉睿　柳国强　张军伟）

第三节　晚班工作流程与标准

晚班即责任护士班次，为 12-20 班次，工作流程与标准见表 1-6。

表 1-6　责任护士（12-20 班次）工作流程与标准

	工作流程	标准
1	提前 15 分钟到岗，了解当班工作情况	做到衣帽整齐，严格交接班
2	对 16：00 后入麻醉恢复室的医务人员进行体温测量并登记。完成入麻醉恢复室患者新冠相关内容的筛查登记	严格执行新冠相关制度
3	服从组长安排，负责患者的接收工作。按照交接班制度与麻醉医生、巡回护士做好交接班。对于入室需呼吸机辅助通气的患者，遵医嘱调节呼吸机参数，接模拟肺运转正常，经医生检查无误后方可接收患者	严格执行交接班制度，严密观察呼吸机运转及报警原因，确保患者使用呼吸机安全
4	做好患者的皮肤管理及各种管路的管理，对患者实施保护性约束，做好患者的安全管理	严格查看患者皮肤情况，及时翻身，做好管路护理
5	严密监护患者，观察患者病情，如有病情变化及特殊情况及时通知值班医生及手术医生，并协助处理	掌握"患者十七知道"，及时、快速、有效
6	麻醉恢复室患者用药做到配药及使用严格双人核对，输血严格双人床边核对	严格执行查对制度
7	患者符合拔管指征在麻醉医生的指导下拔管	严格按照拔管指征判断患者是否能够拔管
8	符合麻醉恢复室的出室标准的患者，经麻醉医师查看后，备好氧气枕，必要时备好便携式监护仪和转运盒，与外科医生共同护送患者回病房并与病房护士严格交接班	严格按照出室指征判断患者是否达到出室标准，与病房护士严格交接班
9	详细认真记录麻醉恢复记录单。发现问题及时通知值班医生，做好处理后的记录	详细认真记录护理记录
10	及时巡视麻醉恢复室，保持环境清洁，患者离开后及时对床单元进行终末消毒，达到备用状态	严格遵守 5S 管理规范，严格执行消毒隔离制度
11	完成周计划、月计划	及时、准确
12	补充麻醉恢复室的医用耗材，为下一班做好准备工作	物品名称与实际放置的物品相符

表 1-6（续）

工作流程	标准
13 下班前对各种仪器设备进行消毒、清洁、整理，垃圾分类处置，整理消毒病区环境，整齐整洁，达到 5S 标准化管理要求	严格遵守 5S 管理规范及消毒隔离制度

（赵　悦　禚艳丽）

第四节　两头班工作流程与标准

两头班指早头班（7-3 班次）与晚头班（13-21 班次），工作流程与标准见表 1-7、表 1-8。

表 1-7　早头班（7-3 班次）工作流程与标准

工作流程	标准
1 7：00 到岗，核查手术间药品车内药品，补充手术间医用耗材（周一进行除颤仪与应急灯的充电及登记，更换放气囊空针，擦拭内镜消毒柜；周五回收钠石灰及更换麻醉恢复室负压吸引装置）。	做到衣帽整齐，严格执行消毒隔离制度。严格执行查对制度
2 8：00 清点可视软镜及纤维支气管镜的数量，送供应室消毒并做好消毒使用登记，清点检查呼吸囊、喉镜片数量，及时送供应室消毒	及时、准确
3 8：30 更换放气囊空针	处于完好备用状态
4 8：40 取回已消毒好的内镜，悬挂好置于消毒柜	处于完好备用状态
5 8：50 到病区进行镇痛泵访视，回收使用后的镇痛泵并进行擦拭消毒	严格执行消毒隔离制度
6 9：30 协助总务护士接收药房药品、做好空安瓿的回收。摆放药品，做到药品摆放整齐，严格查看有效期。垃圾分类处理	严格执行各类药品管理制度，严格执行查对制度
7 10：00-15：00 服从组长安排接收入麻醉恢复室的患者，做好患者的护理工作	掌握"患者十七知道"，严密观察患者病情变化
8 15：00 下班，如有特殊，及时向当班组长汇报	严格执行交接班制度

（王九龙　李琳章）

表 1-8　晚头班（13-21 班次）工作流程与标准

	工作流程	标准
1	13：00 到岗做好麻醉恢复室患者的护理工作，严密观察患者病情	做到衣帽整齐，掌握"患者十七知道"
2	15：00 接收已消毒呼吸囊、喉镜片。并检查呼吸囊、喉镜片是否消毒灭菌合格	严格执行消毒隔离制度
3	16：30 协助总务护士按照基数补充当日手术间大液体（羟乙基淀粉、乐加、代斯）	严格执行大液体管理制度
4	17：00 补充手术间治疗车内的一次性耗材。整理麻醉车内麻醉静脉用物，清点麻醉辅助用物。整理麻醉机抽屉	严格查对、记录，做到账物相符。物品标签与物品放置相符
5	补充手术间及麻醉恢复室内麻醉处方、麻醉知情同意书及药品标签	文书分类放置，整齐有序
6	19：00 协助总务护士补充整理麻醉恢复室药品间物品，做好 5S 管理	按 5S 标准化管理
7	20：00 协助总务护士进行白天使用的护目镜及防护面屏的消毒工作	严格执行消毒隔离制度
8	21：00 下班，如有特殊，及时向当班组长汇报	严格执行交接班制度

（王珍珍　董胜男）

第二章 围手术期常用药物

第一节 全身麻醉药

全身麻醉药（general anesthetic）是一类能可逆性抑制中枢神经系统的药物，可引起不同程度的意识、感觉和反射丧失，分为吸入性麻醉药和静脉麻醉药。通常与镇痛药及肌松药联合应用于外科手术，来消除患者围手术期的不良情绪反应及术中记忆。

一、吸入性麻醉药

吸入性麻醉药（inhalational anesthetics）可分为气体麻醉药及挥发性液体麻醉药，前者通常加压成液态贮存于耐高压筒内，后者在室温时易挥发。吸入性麻醉药脂溶性高，易通过生物膜。药物经肺吸收入血后转运到脑组织发挥麻醉作用，脑组织内的药物浓度越高麻醉越深。当麻醉深度达到稳定状态时，脑内和肺泡内的麻醉药物浓度相等，可用最小肺泡浓度（minimal alveolar concentration，MAC）（能使50%患者痛觉消失的肺泡气体中全麻药的浓度），来表示该药的效价强度。每种吸入性麻醉药均有其特定的MAC数值，数值越小，效价强度越强；反之，则越弱。

（一）药理作用

1. 抑制中枢神经系统功能

吸入性麻醉药能使患者的意识、痛觉等暂时消失，达到镇痛和一定程度的肌肉松弛的目的。

2. 抑制循环与呼吸系统功能

含氟麻醉药能不同程度地控制心肌收缩力和降低心肌耗氧量、扩张外周血管及抑制压力感受器的敏感性。可降低呼吸中枢对 CO_2 敏感性，使潮气量和每分通气量降低，且对呼吸道有一定刺激性，其中以地氟烷刺激性最大，七氟烷最小。

3. 松弛骨骼肌和子宫平滑肌

含氟麻醉药具有不同程度的骨骼肌松弛作用，可与非除极化型肌松药相协同，且松弛子宫平滑肌，使产程延长和产后出血增多。

（二）不良反应

1. 循环系统与呼吸系统

药物剂量超过临床所需麻醉深度时剂量的 2~4 倍时，可明显抑制心脏和呼吸功能，甚至导致死亡。全麻时正常反射消失，胃内容物可反流并被吸入肺，引起支气管痉挛和吸入性肺炎。

2. 中枢兴奋

某些药物如恩氟烷吸入浓度较高时，尤其在合并低二氧化碳血症时，患者容易出现惊厥，脑电图出现惊厥性棘波，因此，应避免过高浓度使用，且麻醉期间行过度通气时应监测呼气末二氧化碳分压，防止惊厥发生。

3. 恶性高热

此并发症少见，挥发性吸入性麻醉药均可引起，与遗传有一定关系。主要表现为高热，体温可达 43℃ 以上，还可伴有心动过速、高血压、酸中毒和高血钾等，肌松药琥珀胆碱亦可诱发此病。此时应快速静脉推注丹曲林（dantrolene），并辅以降温、纠正电解质和酸碱平衡紊乱及其他对症支持治疗等措施处理。

4. 肝、肾毒性及其他

含氟吸入性麻醉药可致肝损伤，但发病率低，氟烷的肝损伤风险最大，发病率不到 1/10000。发病原因为敏感者的肝细胞膜易受此类药物攻击。肾损伤仅见于甲氧氟烷，因其代谢物无机氟化物损伤肾小管所致。

（三）常用药物

七氟烷（sevoflurane）麻醉效能强，诱导期短而平稳，患者苏醒快，麻醉浓度易于控制，且无明显呼吸道刺激，对心脏功能影响小。广泛用于成年人和儿童的麻醉诱导与维持，且尤其适合合并严重缺血性心脏病的手术患者。

二、静脉麻醉药

静脉麻醉药（intravenous anesthetics）可单独使用来产生全麻作用，主要用于麻醉诱导、基础麻醉和手术时间较短的麻醉。常与吸入性麻醉药合用，以增强抑制伤害性刺激反应及镇痛、肌松作用，并减少吸入性麻醉药用量和不良反应。

常用药物如下。

1. 丙泊酚乳状注射液

丙泊酚（propofol）又叫异丙酯，是目前使用最广泛的全麻药。具有起效快（静脉注射 1.5~2 mg/kg 后 30~40 秒患者即入睡），维持时间短，停药后苏醒快而完全（仅为 3~10 分钟），镇静、催眠作用强等特点。丙泊酚能抑制氧自由基的产生或拮抗其氧化效应，对缺血-再灌注损伤有预防或治疗作用，还可降低脑血流量、颅内压和脑代谢率。其缺点为难溶于水、镇痛及肌松作用差、注射痛发生率高，且对心血管及呼吸系统功能有明显抑制作用，其抑制程度与用量及给药速度有关。

临床常用于全麻诱导及维持，诱导剂量为 1.0~2.5 mg/kg，因其对上呼吸道反射的抑制较强，气管内插管的反应较轻，所以可与其他全麻药复合应用于麻醉维持，持续静脉输注，用量为 4~10 mg/（kg·h）。还可用于门诊手术的麻醉，用量约 2 mg/（kg·h），停药 10 分钟患者可对答，平均 131 分钟可离院。可作为神经阻滞麻醉时的辅助用药，用量为 1~2 mg/（kg·h）。最常见的不良反应为注射痛、呼吸抑制，必要时应行人工辅助呼吸；麻醉后恶心、呕吐的发生率较低，为 2%~5%。

极度衰弱及老年患者，心、肺、肾或肝损害患者，低血容量或癫痫患者，应谨慎给药，减慢给药速度，且均需由受过麻醉或者重症治疗训练的医师给药，对丙泊酚过敏者禁用，孕妇及产科患者禁用。

2. 依托咪酯

依托咪酯（etomidate）为短效催眠药、全麻诱导药或全麻辅助药，无镇痛作用，作用方式与巴比妥类近似，可降低脑血流量、颅内压及基础代谢率；对心率、血压及心排出量的影响很小，对呼吸的影响明显轻于硫喷妥钠。主要缺点为注射后常可发生肌阵挛，对静脉血管有刺激性，恢复期恶心、呕吐发生率较高。而且可阻碍肾上腺皮质产生可的松和其他皮质激素，引起暂时的肾上腺功能不全而导致电解质紊乱、低血压甚至休克。

三、全身麻醉药物的联合应用

全麻药单独使用时不能满足临床所有要求，为提高麻醉效果、减少不良反应，常将全身麻醉药、麻醉性镇痛药、镇静催眠药、肌松药等多种不同药理作用的麻醉药联合应用。

（一）静吸复合麻醉

由于静脉麻醉药具有起效快和对呼吸道无刺激等特点，故常用于诱导麻醉；吸入性麻醉药具有较易控制麻醉深度和术后易恢复等特点，故常用于全麻维持。也可同时使用静脉和吸入性麻醉药，或辅以阿片类镇痛药、镇静催眠药和肌松药。

（二）静脉复合麻醉

静脉复合麻醉指完全依赖静脉给药诱导及维持全身麻醉。常联合应用静脉麻醉药、阿片类镇痛药、镇静催眠药、肌松药等多种药物。常用方案有芬太尼族复合麻醉、神经安定镇痛术等。

（刘 克 孙 慧 阮照云）

第二节　镇静安定药

镇静安定药可分为镇静药（sedative）和安定药（tranquillizer）两大类，二者均属于中枢神经系统抑制药。镇静药为使大脑皮质轻度抑制，从而产生镇静作用的药物；安定药是使患者解除焦虑、紧张而无镇静作用的药物。安定药可分为弱安定药和强安定药，前者主要用于清除焦虑症状，又称抗焦虑药，临床麻醉中最常用的是苯二氮䓬类药；后者又称神经松弛药，临床上主要用于治疗精神分裂症，可以消除患者的幻觉、妄想和狂躁等，又称为抗精神病药。临床麻醉中最常用的为吩噻嗪类和丁酰苯类药。

一、苯二氮䓬类药

（一）地西泮

地西泮（diazepam）又名安定或苯甲二氮䓬，其清除半衰期为 20~40 小时，反复用药可产生蓄积作用。此药可透过胎盘，胎儿血药浓度可比母体高 40%，因此待产妇禁用。

1. 药理作用

（1）中枢神经系统：具有强大的镇静、催眠、抗焦虑、肌松、顺行性遗忘和抗惊厥作用。

（2）呼吸系统：对呼吸的抑制具有剂量依赖性，用于慢性阻塞性肺疾病时表现尤为显著。

（3）心血管系统：影响较小，偶可引起一过性心动过缓和低血压。

2. 不良反应

连续用药时常见的不良反应为嗜睡、眩晕、疲劳感、共济失调等。长期用药可产生耐药性，但很少产生依赖性。静脉注射速度过快或用药剂量较大时，可引起血压下降、呼吸暂停等不良反应。地西泮可引起注药部位疼痛，局部静脉炎发生率较高，因此给药时应选用较粗大的静脉。

3. 临床应用

（1）口服 5~10 mg 可作为麻醉前用药，起镇静和抗焦虑作用。

（2）用于全麻诱导，现已被咪达唑仑取代。

（3）与氯胺酮并用，可减少其用量，也可减轻它引起的高血压反应和精神运动性效应。

（4）10~20 mg 静脉推注可用于控制肌痉挛和抽搐，如破伤风、癫痫发作、局部麻醉药毒性反应等。

（二）盐酸咪达唑仑注射液

咪达唑仑（midazolam）又称咪唑安定，是唯一的水溶性苯二氮䓬类药物，分布半衰期及消除半衰期较短，持续输注无蓄积，对呼吸和循环功能抑制轻微。具有抗焦虑、镇静、催眠、肌松、抗惊厥作用。用于治疗各种失眠症、睡眠节律障碍，内镜检查及手术前给药。盐酸咪达唑仑注射液注射后会出现疼痛、触痛和血栓性静脉炎。个别患者可出现遗忘现象，少数可成瘾，麻醉诱导时少见呃逆、恶心、呕吐及咳嗽。严重呼吸功能不全者慎用，孕妇禁用。注射用药后应至少观察 3 小时。

（三）苯二氮䓬受体拮抗药

氟马西尼（flumazenil）是当前第一个应用于临床的特异性苯二氮䓬受体拮抗药。其主要药理作用是拮抗苯二氮䓬类药物的所有中枢抑制效应，从抗焦虑、镇静、遗忘，到抗惊厥、肌松和催眠。静脉注射后 1 分钟内即起效，拮抗效应维持时间为 90~120 分钟。主要用于苯二氮䓬类药物中毒的治疗，麻醉后拮抗苯二氮䓬类药物的残余作用，对于 ICU 中长期使用苯二氮䓬类药物的患者，可使用该药拮抗而使其恢复意识，且试停机械通气。

二、吩噻嗪类药

此类药物具有不同程度的安定和镇吐作用，且可影响自主神经和内分泌系统，阻滞中枢神经系统的多巴胺受体。

（一）氯丙嗪

1. 药理作用

氯丙嗪（chlorpromazine）为中枢性抑制药，主要作用于边缘系统、网状结构和下丘脑，产生镇静、活动减少、淡漠无欲、嗜睡等作用。具有抗肾上腺素及较弱的抗组胺作用，对唾液和胃液分泌亦有一定的抑制作用，也可抑制抗利尿激素的分泌。

2. 不良反应

肌内注射可引起疼痛，静脉注射可引起血栓性静脉炎，故静脉注射须用稀释后的溶液。具有血管扩张作用，可引起体位性低血压。长期大剂量应用，可引起锥体外系反应，表现为肢体震颤、肌张力增高、运动减少、静坐不能等，一般在停药后症状可消失，严重时可用抗胆碱药治疗。

3. 临床应用

氯丙嗪是最先用于治疗精神分裂症的吩噻嗪类药。12.5~25 mg 术前 1 小时肌内注射作为麻醉前用药，有镇静、加强镇痛药和麻醉药作用的效应，还可减少手术后恶心、呕吐。对于手术中发生的顽固性呃逆，静脉注射氯丙嗪 10~20 mg 可有效抑制。手术或其他原因引起的呕吐，使用此药亦疗效显著。

（二）异丙嗪

异丙嗪（promethazine）对中枢神经系统也有类似氯丙嗪的抑制作用，但无抗精神病作用。镇静作用较氯丙嗪强，患者用药后易入睡，其他作用则不如氯丙嗪显著。对心血管系统无明显影响，有松弛支气管平滑肌和抑制呼吸道分泌的作用，有突出的抗组胺作用，被归类为 H_1 受体阻滞剂，用于治疗过敏性疾病。

三、丁酰苯类药

此类药与吩噻嗪类药作用相似，有较强的安定和镇吐作用，也可产生锥体外系反应，也是通过阻滞边缘系统、下丘脑和黑质纹状体系统等部位的多巴胺受体而发挥作用。主要用途为替代吩噻嗪类药治疗精神病。

氟哌利多（droperidol）又名氟哌啶或达哌丁苯，作用与氟哌啶醇基本相似，但氟哌利多效力更强，起效更快，作用持续时间较短。安定作用相当于氯丙嗪的200倍，氟哌啶醇的3倍；镇吐作用为氯丙嗪的700倍。静脉注射后5~8分钟起效，最佳效应持续时间为3~6小时，也可增强巴比妥类药和麻醉性镇痛药的效应，与芬太尼混合可制成芬氟合剂，用以实施神经安定镇痛术。

（刘　克　任丽丽　王艳丽）

第三节　中枢性镇痛药及其拮抗药

中枢性镇痛药是指作用于中枢神经系统，能解除或减轻疼痛并改变患者对疼痛的情绪反应，剂量过大时可产生昏睡的药物。麻醉性镇痛药在临床麻醉中应用很广，可作为术前用药、麻醉辅助用药、复合全麻的主要用药，以及用于术后镇痛和其他疼痛治疗。由于麻醉性镇痛药几乎都能产生依赖性，所以必须按国家颁发的《麻醉药品管理条例》严加管理。

一、概述

（一）阿片受体
脑内不同部位的阿片受体可能与麻醉性镇痛药的不同作用有关：孤束核及其附近区域的受体可能与呼吸抑制、止咳及恶心、呕吐有关；蓝斑核等部位的受体则可能与依赖性有关。

（二）麻醉性镇痛药分类
1.按药物的来源可分为以下三类。

（1）天然的阿片生物碱：如吗啡、可待因。

（2）半合成的衍生物：如二乙酰吗啡（即海洛因碱）、双氢可待因。

（3）合成的麻醉性镇痛药：按其化学结构不同，又分为：①苯基哌啶，如哌替啶、苯哌利定、芬太尼族；②吗啡类，如羟甲左吗南；③苯并吗啡烷类，如喷他佐辛；④二苯甲烷类，如美沙酮。

2. 按药物与阿片受体的关系可将麻醉性镇痛药及其拮抗药分为以下三类。

（1）阿片受体激动药：主要激动 μ 受体，如吗啡、哌替啶等。

（2）阿片受体激动－拮抗药：又称部分激动药，主要激动 k 和 δ 受体，对 μ 受体有不同程度的拮抗作用，如喷他佐辛、布托啡诺等。

（3）阿片受体拮抗药：主要拮抗 μ 受体，对 k 和 δ 受体也有一定的拮抗作用，如纳洛酮、纳美芬等。

（三）药理作用

1. 中枢神经系统

主要作用为镇痛，对躯体和内脏的疼痛均有效，对持续性钝痛的效果优于间断性锐痛；疼痛出现前使用较出现后使用效果更佳。产生镇痛作用的同时，还可消除由疼痛引起的焦虑、紧张等情绪，产生愉快感。

2. 呼吸系统

阿片类药物具有显著的剂量依赖性呼吸抑制作用，表现为呼吸频率减慢。大剂量使用可导致呼吸停止，此为阿片类药物急性中毒的主要致死原因。

3. 心血管系统

治疗剂量对心肌收缩力及血容量正常者一般无明显影响，但可使低血容量患者血压明显下降。

4. 消化系统

可引起便秘、恶心、呕吐，还可使胆道内压力增加。

5. 泌尿系统

可引起尿潴留。

6. 其他作用

可引起肝糖原分解增加，使血糖升高。吗啡可使组胺释放而使皮肤血管扩张，还可引起支气管痉挛，诱发支气管哮喘发作。

（四）临床应用

主要用于镇痛，尤其适用于严重创伤、急性心肌梗死等疾病引起的急性疼痛，以及手术后疼痛。

（五）毒性反应

过量使用吗啡可造成全身急性毒性反应，表现为昏迷、严重呼吸抑制和瞳孔针尖样改变。个别患者还可有血压、体温下降，以及缺氧所致的抽搐，最后因呼吸停止而死亡。 对吗啡全身急性毒性反应的救治：及时行气管插管人工通气，补充血容量以维持循环稳定，并给予特异性拮抗药纳洛酮。

二、阿片受体激动药

（一）吗啡

吗啡（morphine）是阿片中的主要生物碱，在阿片中的含量约为 10%。 临床主要用于急性疼痛治疗，成年人常用剂量为 8~10 mg，静脉注射时剂量酌减。 可作为急性左心衰竭所致急性肺水肿的综合治疗措施之一，以减轻呼吸困难，促进肺水肿消失。 用于血压正常的心肌梗死患者，有镇静和减轻心脏负荷的作用，可缓解其恐惧情绪。 下列情况应禁用：①支气管哮喘；②上呼吸道梗阻；③严重肝功能障碍；④伴颅内高压的颅内占位性病变；⑤诊断未明确的急腹症；⑥待产和哺乳期妇女；⑦1 岁以内患儿。 对本药有依赖或成瘾者，突然停用或给予阿片受体拮抗药可出现戒断综合征，表现为流泪、流涕、出汗、瞳孔散大等。 本药注射液不得与氯丙嗪、异丙嗪、氨茶碱、巴比妥类、苯妥英钠、碳酸氢钠、肝素、哌替啶、磺胺嘧啶等药物混合注射使用。 停用单胺氧化酶抑制剂 2~3 周后，才可使用本药。

（二）哌替啶

哌替啶（pethidine）为苯基哌啶衍生物，作用与吗啡相似。 哌替啶的镇痛强度约为吗啡的 1/10。 肌内注射哌替啶 50 mg，可使痛阈提高 50%；肌内注射 125 mg，可使痛阈提高 75%，相当于吗啡 15 mg 的效应。 由于哌替啶不良反应较多，在临床使用中趋于淘汰。

（三）芬太尼

芬太尼（fentanyl）为合成的苯基哌啶类药物，是临床麻醉中最常用的麻醉性镇痛药。 其镇痛强度为吗啡的 75~125 倍，芬太尼单次静脉注射起效快，但持续时间较短（约 30 分钟），容易控制。 对呼吸的抑制程度与等效剂量的哌替啶相似，对心血管系统的影响较轻，不抑制心肌收缩力，无组胺释放作用。 主要用于临床麻醉，作为复合全麻的组成部分。 由于此药对心血管系统的影响小，常用于心血管手术麻醉。

一般不良反应为瘙痒、欣快感、眩晕、视物模糊、恶心、呕吐、低血压、胆道括约肌痉挛、喉痉挛及出汗等，偶有肌肉抽搐。 严重不良反应为呼吸抑制、窒息及心动过缓，如不及时治疗，可发生呼吸停止、循环抑制及心脏停搏等。 有成瘾性，但较哌替啶轻。 静脉注射时可能引起胸壁肌肉强直，一旦出现，需用肌松药对抗。 还可出现便秘、尿潴留等不良反应。

芬太尼麻醉结束后，有时可出现患者虽神志清醒，但没有自主呼吸的情况，此时经医生提醒，患者可出现自主呼吸，但不久又停止，这种现象称为呼吸遗忘，提示患者的呼吸中枢仍处于抑制状态，应当继续控制呼吸或使用拮抗药。

（四）舒芬太尼和阿芬太尼

舒芬太尼（sufentanil）和阿芬太尼（alfentanil）均为芬太尼的衍生物，作用与芬太尼基本相同，只是舒芬太尼的镇痛作用更强，为芬太尼的5~10倍，作用持续时间约为其两倍；阿芬太尼的镇痛强度较芬太尼弱，为其1/4，作用持续时间为其1/3。临床麻醉中亦主要用于复合全麻。

舒芬太尼麻醉时对呼吸系统的影响呈剂量依赖性，对呼吸有抑制作用，其程度与等效剂量的芬太尼相似，但持续时间更长。抑制应激反应的效果优于芬太尼，引起的不良反应如恶心、呕吐和胸壁肌肉僵直等与芬太尼相似。已知对舒芬太尼或其他阿片类药物过敏者禁用，不宜与单胺氧化酶抑制剂合用，禁用于支气管哮喘、呼吸抑制和重症肌无力患者，不宜用于新生儿、妊娠期或哺乳期的妇女。

（五）瑞芬太尼

瑞芬太尼（remifentanil）为酯键芬太尼衍生物、μ受体激动药。临床上其效价与芬太尼相似，为阿芬太尼的15~30倍。注射后起效迅速，因其主要经血浆酯酶分解代谢、药效消失快，且输注半衰期恒定，不随输注时间长短而改变，反复使用无蓄积作用，更适用于术中维持静脉输注。缺点是手术结束停止输注后即无镇痛效应，甚至出现痛觉过敏，因此应在停药前应用其他镇痛药予以防治。

三、阿片受体激动－拮抗药

此类药主要部分激动 k 受体，拮抗 μ 受体，因而称之为阿片受体激动－拮抗药。

（一）喷他佐辛

喷他佐辛（pentazocine）为苯吗啡烷类合成药，其镇痛强度为吗啡的1/4~1/3。肌内注射后20分钟起效，持续约3小时。此药不产生欣快感，剂量较大时可产生焦虑、不安等症状，很少产生依赖性。其呼吸抑制作用与等效吗啡相似，主要为减慢呼吸频率。可使血压升高、心率增快、血管阻力增高和心肌收缩力减弱，故禁用于急性心肌梗死患者的镇痛。临床上主要用于镇痛，但由于不良反应较多，现已较少使用。

（二）布托啡诺

布托啡诺（butorphanol）为吗啡南衍生物，作用与喷他佐辛相似。激动强度约为喷他佐辛的20倍，而拮抗强度为其10~30倍。镇痛效价为吗啡的4~8倍，作用持续时间与吗啡相似，肌内注射 2 mg 可维持镇痛作用 3~4 小时。也有呼吸抑制作用，但较吗啡轻。对心血管的影响轻微，很少使血压下降，临床上主要用于手术后中度至重度疼痛。

四、阿片受体拮抗药

（一）纳洛酮

纳洛酮（naloxone）不仅可拮抗吗啡等纯阿片受体激动药，而且可拮抗喷他佐辛等阿片受体激动 – 拮抗药。临床上主要用于：①拮抗麻醉性镇痛药急性全身毒性作用所致的呼吸抑制；②拮抗麻醉性镇痛药的残余作用；③拮抗母体内麻醉性镇痛药导致的新生儿呼吸抑制；④对可疑麻醉性镇痛药成瘾者，用此药可激发其戒断症状。

由于作用持续时间短，所以在用于解救麻醉性镇痛药急性全身毒性作用时，单次剂量一旦拮抗作用消失，可再度陷入昏睡相呼吸抑制。应用纳洛酮拮抗大剂量麻醉性镇痛药后，由于痛觉突然恢复，可产生交感神经系统兴奋症状，表现为血压升高、心率增快、心律失常，甚至出现肺水肿和心室纤颤。

（二）纳美芬

纳美芬（nalmefene）为纯阿片受体拮抗药。临床最大剂量为 2 mg，人体一般对纳美芬的耐受良好，即使剂量增至 12~24 mg，亦可产生头重、视力模糊、说话费力等轻度不良反应。主要用于拮抗麻醉性镇痛药的残余作用。

五、非阿片类中枢性镇痛药

曲马多（tramadol），可与阿片受体结合，但亲和力弱。除作用于 μ 受体外，还可抑制神经元突触对去甲肾上腺素和 5- 羟色胺（简称 5-HT）的再摄取，增加神经元外 5-HT 浓度，从而调控单胺下行性抑制通路，影响痛觉传递而产生镇痛作用。

该药的镇痛强度为吗啡的 1 / 10，其镇痛作用可被纳洛酮部分拮抗。不产生欣快感，镇静作用较哌替啶稍弱，镇咳作用为可待因的 1 / 2。临床常以 50~100 mg 肌内注射或静脉注射用于急、慢性疼痛治疗。由于药物极少产生呼吸抑制作用，尤其适用于老年、心肺功能差的患者。不良反应较少，但恶心、呕吐有一定发生率。

（李银玲　王舒婷　陶雅丽）

第四节　骨骼肌松弛药

骨骼肌松弛药（skeletal muscular relaxants），简称肌松药，选择性作用于神经肌肉接头，暂时干扰正常神经肌肉兴奋传递，从而使肌肉松弛。主要用于全身麻醉诱导与维持。

根据肌松药作用机制的不同，可分为除极化型肌松药和非除极化型肌松药；根据时效不同，可分为超短时效、短时效、中时效和长时效 4 类。

一、除极化型肌松药

（一）除极化型肌松药的特点

首次注射在肌松出现前一般有肌纤维收缩，对强直刺激或四次成串刺激（train of four stimulation，TOF）的反应不出现衰减，强直刺激后对单刺激反应不出现易化，抗胆碱酯酶药不能拮抗其肌松作用。

琥珀胆碱（suxamethonium）：又称司可林，起效快、作用迅速而短暂，主要用于麻醉诱导气管插管。可被血浆胆碱酯酶水解，其中间代谢产物琥珀单胆碱有较弱的肌松作用，但时效比琥珀胆碱长，血浆胆碱酯酶量和质的异常，可影响琥珀胆碱的水解。儿童对琥珀胆碱不如成年人敏感，气管插管时剂量应由成年人的 1 mg/kg 增加至 1.5 mg/kg。

（二）除极化型肌松药的不良反应

1. Ⅱ相阻滞

类似于非除极化型肌松药的阻滞作用，可使用抗胆碱酯酶药拮抗，但一般不主张拮抗，以从机械通气等待自主恢复为佳。

2. 心血管作用

可出现窦性心动过缓，伴有结性逸搏和室性逸搏，可在其前应用阿托品预防。

3. 高钾血症

患高钾血症或肾衰竭致血钾升高者，不宜应用该药。

4. 肌纤维成束收缩

快速静脉推注琥珀胆碱常发生肌纤维成束收缩，小量非除极化型肌松药可消除琥珀胆碱引起的肌纤维成束收缩，但不建议使用泮库溴铵，因其具有抑制血浆胆碱酯酶的作用。

5. 眼内压增高

琥珀胆碱引起眼外肌痉挛性收缩，脉络膜血管扩张为眼内压升高的主要原因。

6. 颅内压升高

琥珀胆碱升高颅内压的时间并不长，仅持续数十秒，但对颅内压升高致颅内顺应性差的患者，升高颅内压的幅度大，持续时间长，预先静脉推注小量非除极化型肌松药可减轻。

7. 胃内压升高

琥珀胆碱使部分患者胃内压不同程度升高，可引起饱胃患者胃内容物反流及误吸。其前应用小剂量非除极化型肌松药和（或）抗迷走神经兴奋药均可减轻该反应。

8. 术后肌痛

术后肌痛与肌纤维成束之间的关系尚未完全确认，肌痛多不严重，持续时间一般不超过 3 天。手术时间短、青壮年、女性及术后早期下床活动的患者术后肌痛的发生率较高。

二、非除极化型肌松药

非除极化型肌松药的特点是：①在出现肌松前不出现肌纤维成束收缩；②对强直反应和 TOF 反应出现衰减；③对强直刺激后的单刺激反应出现易化现象；④肌松作用可用抗胆碱酯酶药拮抗。按化学结构可分为甾体类和异喹啉类；按作用持续时间可分为短效药、中效药和长效药。

（一）常见甾体类非除极化型肌松药

1. 泮库溴铵

泮库溴铵（pancuronium bromide）是人工合成的甾体类双季铵长时效肌松药。主要经肾代谢，小部分经肝排出。在临床剂量范围无神经节阻滞作用，不释放组胺，但有轻度迷走神经阻滞作用和交感神经兴奋作用，并可抑制儿茶酚胺在神经末梢吸收，可致心率增快、血压升高和心排出量增加，故高血压、心动过速及心肌缺血者禁用。静脉推注泮库溴铵 0.12~0.20 mg/kg，约 120 秒后可以做气管插管，临床肌松时间约为 80 分钟，总时效约为 120 分钟。重复用药可出现蓄积作用。

2. 哌库溴铵

哌库溴铵（pipecuronium bromide）是一种长时效甾体类非除极化型肌松药，其作用强于泮库溴铵，且阻滞时效长。临床治疗量无心血管不良反应，也不释放组胺，主要以原型经肾随尿液排出，部分在肝内代谢，少量随胆汁排出。此药尤其适用于心肌缺血性疾病和长时间手术及术后不需早期拔除气管导管的患者。单次静脉推注哌库溴铵对成年人和婴儿的作用较儿童强，老年人起效时间较慢，如无肾功能不全则不影响时效。

3. 维库溴铵

维库溴铵（vecuronium bromide）是单季铵甾体类肌松药，与泮库溴铵相比起效快、药效强。其肌松强度与泮库溴铵相似，但时效缩短 1/3~1/2，主要经肝代谢和排泄，肾衰竭时可完全通过肝消除来代偿，因此可应用于肾衰竭患者。维库溴铵很少释放组胺，适用于心肌缺血和心脏病患者。由于维库溴铵在临床剂量无泮库溴铵的心脏迷走神经阻滞作用，所以在术中应用迷走兴奋药、β 受体阻断药或钙通道阻滞药时容易出现心动过缓，甚至导致心脏停搏，应予注意。

4. 罗库溴铵

罗库溴铵（rocuronium bromide）为起效最快的中时效甾体类非除极化型肌松药，对需行快速气管插管而禁用琥珀胆碱者尤其适用。其作用强度为维库溴铵的 1/7，时效为维库溴铵的 2/3。有弱的迷走神经阻滞作用，但在临床治疗量并无明显的心率和血压变化，主要经肝消除，老年人用药量应略减。

（二）异喹啉类非除极化型肌松药

1. 阿曲库铵

阿曲库铵（atracurium）为人工合成的双季铵酯型异喹啉化合物。在运动终板上与胆碱能受体结合，可起到拮抗乙酰胆碱的作用，并产生竞争性的神经肌肉传导阻滞作用，这种作用很容易被抗胆碱酶药物如新斯的明拮抗。不良反应有皮肤潮红或皮疹、心动过缓、低血压和支气管痉挛等，使用肌松药后还可观察到不同程度的过敏反应。其优点是在体内消除，不依赖肝肾功能。其中酯酶分解约占 60%，剩余的 40% 在生理 pH 和体温下即能进行 Hofmann 消除反应。大剂量（1 mg/kg）快速静脉推注时因可导致明显组胺释放而引起低血压和心动过速，还可引起支气管痉挛。但临床用量时上述不良反应发生率极低，维持时间为 25~40 分钟。

2. 顺式阿曲库铵

顺式阿曲库铵（cis-atracurium）属中时效肌松药，较接近临床对理想肌松药的要求，为阿曲库铵的异构物，强度约为阿曲库铵的 4 倍，主要通过 Hofmann 消除反应，不受肝肾功能及年龄影响。二者区别在于顺式阿曲库铵不释放组胺，气管插管量为 0.15~0.2 mg/kg，维持时间为 25~40 分钟。

三、影响肌松药作用的因素

（1）神经肌肉疾病中重症肌无力对非除极化型肌松药非常敏感，而对琥珀胆碱相对不敏感；新生儿及老年人对非除极化型肌松药常表现为敏感性增加。

（2）低温时非除极化型肌松药的作用增强、时效延长。呼吸性酸中毒、低钾血症、低钙血症、高钠血症、高镁血症和多种抗生素（尤其是氨基苷类、多黏菌素等）及吸入性麻醉药、局部麻醉药、钙通道阻滞药、激素、利尿药、免疫抑制药、抗肿瘤药等均可增加对非除极化型肌松药的敏感性；而氨茶碱、血清茶碱及抗惊厥药苯妥英钠等则减弱非除极化型肌松药的作用。

四、肌松药作用的逆转

（一）抗胆碱酯酶药

抗胆碱酯酶药可暂时抑制乙酰胆碱酯酶，增加神经肌肉接头处乙酰胆碱浓度，促使神经肌肉兴奋传递恢复正常。如新斯的明、依酚氯铵、溴吡斯的明。其中依酚氯铵起效最快，溴吡斯的明起效最慢，新斯的明作用最强。抗胆碱酯酶药除抑制乙酰胆碱酯酶外，还可作用于神经肌肉接头前及接头后，增强神经肌肉兴奋传递和肌纤维收缩。

然而，抗胆碱酯酶药增加乙酰胆碱作用于神经肌肉接头烟碱样胆碱受体的同时亦可作用于毒蕈碱胆碱受体，致唾液分泌增多、肠蠕动增加及心率减慢。为防止此类不良反应，该类药物需与抗胆碱药合用（如新斯的明与阿托品以 2:1 混合）。

抗胆碱酯酶药甲硫酸新斯的明注射液介绍如下。

1. 作用及用法用量

新斯的明（neostigmine）是拟胆碱药中的抗胆碱酯酶药之一，是毒扁豆碱的人工合成代用品，有甲基硫酸新斯的明和溴化新斯的明两种。本品通过抑制胆碱酯酶活性而发挥完全拟胆碱作用，此外能直接激动骨骼肌运动终板上烟碱样受体（N_2 受体）。可用于手术结束时拮抗非除极化型肌肉松弛药的残留肌松作用，还用于重症肌无力、手术后功能性肠胀气及尿潴留等，也可用于阿托品中毒的解救。

逆转非除极化型神经肌肉阻断药所产生的神经肌肉阻断作用：成年人常用 50~70 μg/kg 或 0.5~2 mg 于 1 分钟内静脉注射，可以继续给药直到肌力恢复，但总量不可超过 5 mg。用药期间，应给予患者良好的通气，直至确认正常呼吸已恢复。为抵消毒蕈碱作用，可以静脉使用阿托品 0.6~1.2 mg，同时或在使用新斯的明之前。如有心动过缓，应在使用新斯的明之前几分钟先给予阿托品。

2. 不良反应

可致药物性皮炎，大剂量使用时可引起恶心、呕吐、腹泻、流泪、流涎等，严重时可出现共济失调、惊厥、昏迷、语言不清、焦虑不安、恐惧甚至心脏停搏，以及心动过缓，肌肉震颤，严重时引起胆碱能危象。

3. 注意事项

（1）过敏体质者禁用。

（2）癫痫、心绞痛、室性心动过速、机械性肠梗阻或泌尿系梗阻及支气管哮喘患者禁用。

（3）心律失常、窦性心动过缓、血压下降、迷走神经张力升高者禁用。

（4）甲状腺功能亢进症和帕金森病等患者慎用。

（5）药物过量时可导致胆碱能危象，甚至心脏停搏，可用阿托品解救。

（二）钾通道阻滞药

钾通道阻滞药作用于神经肌肉接头前，如4-氨基吡啶可阻滞钾离子由神经末梢流出，延长神经的除极化作用，增加释放乙酰胆碱的时间和释放量。但此类药物对各种神经末梢作用无特异性，进而引起多种严重的不良反应，限制了其临床应用。

（三）新型拮抗药

org25969，能与甾体类肌松药以1∶1的比例形成化学螯合，加速肌松药与乙酰胆碱烟碱样胆碱受体分离，从而达到拮抗肌松药的作用，由于作用不涉及毒蕈碱样受体，不需要与抗胆碱药合用。该类药可有效拮抗甾体类肌松药尤其是罗库溴铵的作用，对非甾体类肌松药作用则不佳。

（王　茜　冉秀华　李阳阳）

第五节　局部麻醉药

局部麻醉药（local anesthetic），简称局麻药，是一类可阻断神经冲动和传导，在患者意识清醒的条件下，使有关神经支配的部位出现暂时性、可逆性感觉丧失的药物。局麻药主要由三个部分组成：芳香环、中间链和胺基团。根据中间链的不同，局麻药可分为两大类：中间链为酯键者称酯类局麻药，常用药物有普鲁卡因、氨普鲁卡因和丁卡因等；中间链为酰胺键者称酰胺类局麻药，常用药物有利多卡因、布比卡因、丙胺卡因和罗哌卡因等。此外，也可根据局麻药作用时效的长短进行分类，短效局麻药有普鲁卡因、氯普鲁卡因；中效局麻药有利多卡因和丙胺卡因；长效局麻药有丁卡因、布比卡因、左旋布比卡因和罗哌卡因等。

一、药理作用

1. 局部麻醉作用

常用酯类局麻药为丁卡因。

局麻药对任何神经均有阻滞作用，可使其兴奋阈升高，动作电位降低，传导速度减慢，直至完全丧失兴奋性和传导性。浓度由低到高，痛觉最先消失，其次为温度觉、触觉和深感觉，最后是运动功能。

2. 吸收作用 / 毒性反应

局麻药的剂量或浓度过高，或将药物误注入血管内，血中药物达到一定浓度时可引起全身反应，其本质为局麻药的毒性反应，主要表现为中枢神经系统和心血管系统的反应。

二、分类

（一）酯类局麻药

酯类局麻药丁卡因（tetracaine）又称地卡因（dicaine），为长效局麻药，对黏膜的穿透力强。常用于表面麻醉。通常以 0.5%~1% 溶液滴眼，无角膜损伤等不良反应；也可用于区域阻滞、蛛网膜下腔阻滞麻醉和硬膜外阻滞麻醉，因其毒性大，一般不用于浸润麻醉。

（二）酰胺类局麻药

1. 利多卡因

利多卡因（lidocaine）为中效局麻药，目前应用较多。相同浓度下与普鲁卡因相比，利多卡因具有起效快、作用强而持久、穿透力强及安全范围较大等特点，对组织几乎无刺激性。可用于多种形式的局部麻醉，主要用于区域阻滞麻醉和硬膜外麻醉，常用浓度为 0.5%~2%，也可用于心律失常的治疗，对普鲁卡因过敏者可选用此药。

2. 罗哌卡因

罗哌卡因（ropivacaine）为含单一异构体 S– 罗哌卡因的长效局麻药。其对神经的阻滞作用弱于布比卡因，对感觉纤维的阻滞优于运动纤维，可出现患者术后运动障碍迅速消失，即感觉运动分离现象。低浓度罗哌卡因（0.125%~0.2%）多应用于急性疼痛，如分娩及术后镇痛等，高浓度的罗哌卡因（0.75%~1%）可用于硬膜外阻滞和区域神经阻滞。

（张伟娜　郭欣宜）

第六节　其他药物

一、正性肌力药

正性肌力药亦称强心药，主要指选择性增强心肌收缩力的药物，不包括在增强心肌收缩力的同时还具有其他不利于心衰治疗的药物。

（一）洋地黄类

洋地黄（digitalis）为临床最基本、最常用的正性肌力药，尤其在治疗急、慢性充血性心力衰竭（congestive heart failure，CHF）中具有重要地位。常用药物有地高辛、毛花甙丙等，通过抑制心肌膜上钠 – 钾 ATP 酶来增加细胞内钠离子浓度，再经钠 – 钙离子交换促进钙内流，使细胞内钙离子浓度增加，心肌兴奋收缩耦联增强，从而表现出正性肌力效应。

洋地黄类药物不良反应主要包括①心律失常，如期前收缩、折返性心律失常和心脏传导阻滞；②胃肠道反应，如厌食、恶心、呕吐；③神经精神症状，如视觉异常、定向力障碍、嗜睡及精神错乱等。出现洋地黄毒性反应时应立即停药。对于快速性心律失常者，如血钾浓度低则应采用静脉补钾，但房室阻滞时禁用；如血钾不低则可用利多卡因或苯妥英钠。合并心脏传导阻滞与缓慢性心律失常者可用阿托品 0.5~1.0 mg 皮下注射或静脉注射。

围手术期应用洋地黄类药物可治疗充血性心力衰竭、心律失常，主要对控制心房颤动（简称房颤）、心房扑动（简称房扑）和室上性心动过速有效。CHF 伴房颤的患者洋地黄为首选药物；对阵发性房颤效果较差；对室性心律失常无效。禁忌证：梗阻性肥厚型心肌病、预激综合征、严重房室阻滞、病态窦房结综合征、明显舒张功能不全，洋地黄应视为绝对禁忌。存在诱发洋地黄毒性反应的条件如低血钾、低氧、肾衰竭时应绝对禁用。

（二）儿茶酚胺类

儿茶酚胺类（catecholamine）除典型的儿茶酚胺类正性肌力药如肾上腺素、去甲肾上腺素和异丙肾上腺素外，新型强心药包括受体激动药多巴酚丁胺等；多巴胺受体激动药多巴胺等。主要是通过兴奋相应受体，使腺苷酸环化酶活化，细胞内 ATP 环化形成 cAMP，激活细胞内蛋白激酶，使细胞外钙离子通过受体的慢钙通道进入细胞内。此外 β 受体激动药还能促进肌浆网隔离钙离子而使心肌收缩、舒张频率增加。

1. 不良反应

大剂量应用儿茶酚胺类药物时主要表现为各种心律失常及相应部位血管过度收缩或舒张导致的器官缺血及血压骤升或骤降。

2. 围手术期应用

（1）肾上腺素、去甲肾上腺素和异丙肾上腺素：在心搏骤停急需正性肌力和正性变时作用时，主要选用肾上腺素。去甲肾上腺素最常用于休克状态伴周围血管扩张的患者。异丙肾上腺素是相对纯的 β 受体激动药（$β_1$、$β_2$），理论上最适用于心肌收缩功能减退和心率减慢及外周血管阻力较高者，在伴有严重房室阻滞对阿托品反应不好时应改用异丙肾上腺素。

（2）多巴胺和多巴酚丁胺：主要用于处理难治性心衰、休克、低血压或体外循环术后低心排出量和心肌顿抑，尤其对需要升压和增加心排出量而无明显心动过速和心室激惹性的患者为首选药。室性心律失常及嗜铬细胞瘤患者禁用。多巴酚丁胺的正性肌力作用强而正性变时性较弱，特别适合急性左心功能衰竭不伴低血压的心力衰竭和可逆性心肌抑制、心脏手术后低心排血量伴中度低血压，尤其适合伴窦性心率过速或室性心律失常及冠心病心力衰竭尤其是右室心肌梗死所致心力衰竭患者的治疗。

（三）非洋地黄非儿茶酚胺类

非洋地黄非儿茶酚胺类以磷酸二酯酶Ⅲ型抑制剂（phosphodiesterase type Ⅲ inhibitor，PDE Ⅲ）为代表，包括米力农（milrinone）等药物。通过抑制 PDE 活性，减少 cAMP 灭活，提高细胞内 cAMP 含量，使钙通道开放，钙离子内流产生正性变力效应和血管扩张效应,故亦称强心扩血管药或变力扩血管药。此外,还具有一定程度的加快心肌舒张速率作用,从而产生正性变时效应。

量较大时不良反应较多,如可见明显血压下降,静脉推注过快时易出现心率增快和室性期前收缩,此外还有胃肠道反应,如恶心、呕吐、腹痛、食欲减退等。长期大剂量使用可出现血小板减少,停药后可回升。

氨力农和米力农,其作用与联合应用多巴胺和硝普钠相似。适用于对常规治疗无效的急、慢性心力衰竭,心肌梗死伴心源性休克且对多巴胺和多巴酚丁胺无效者。

二、血管收缩药

(一)分类

血管收缩药主要包括拟肾上腺素药、血管紧张素类和血管加压素类三种。最常用于围手术期各种原因引起的低血压、休克和低心排出量等治疗。由于这种血压升高常以牺牲组织灌注、增加心脏负荷和心肌氧耗为代价,使用时应严格遵循从低浓度、小剂量、慢速开始的原则,并尽量避免长时间使用。

(二)临床常用药物

1. 肾上腺素

肾上腺素主要用于:①心脏复跳;②防治嗜铬细胞瘤切除后的低血压;③抗过敏和心源性休克;④治疗心脏手术后严重低心排出量;⑤缓解支气管痉挛。主要缺点是增加心肌氧耗量和引起肺动脉高压甚至右心衰竭。

2. 去甲肾上腺素

去甲肾上腺素主要用于:①防治嗜铬细胞瘤切除后的低血压;②增加体循环血管阻力(systemic vascular resistance,SVR)。主要缺点是可能加重肾缺血,长时间大剂量使用可致心内膜下心肌梗死。

3. 间羟胺

间羟胺主要用于 SVR 降低引起的低血压和暂时性低血容量治疗;主要缺点是增加肺血管阻力,撤药时需逐渐减量。

4. 多巴胺

多巴胺的血管收缩效应呈剂量依赖关系,存在低排高阻引起的低血压时与硝普钠合用具有较好的疗效。

5. 血管加压素

血管加压素可用来治疗伴有顽固性休克的心室颤动（简称室颤）患者，对使用肾上腺素后仍未恢复心率的患者有效。

（三）附药物 —— 盐酸麻黄碱注射液

1. 作用及用法用量

麻黄碱（ephedrine）亦称麻黄素，拟肾上腺素药，对 α 和 β 受体均有激动作用。与肾上腺素作用相似，如收缩血管、兴奋心脏、升高血压、松弛支气管平滑肌等，但其作用持久而较弱，可用于预防支气管哮喘发作和缓解轻度哮喘发作，对急性重度哮喘发作疗效不佳；用于蛛网膜下腔麻醉或硬膜外麻醉引起的低血压及慢性低血压；治疗各种原因引起的鼻黏膜充血、肿胀引起的鼻塞；还有显著的中枢兴奋作用；若反复使用，易产生耐药性。

还可静脉注射 12~30 mg 用于术中血压的维持。

2. 不良反应

常伴口干、眩晕，严重时出现瞳孔散大、皮肤潮红、心率加快、兴奋、烦躁、谵语、惊厥。

青光眼及前列腺肥大患者禁用。

3. 注意事项

（1）短期内反复使用可出现药效逐渐减弱，此为药物快速耐受现象，但只要停药数小时或 3~4 日即可以恢复为药物的正常敏感状态。

（2）大量长期使用，可产生震颤、焦虑、失眠、头痛、心悸、心动过速、出汗及发热感；老年人、前列腺肥大患者服药过多和时间过久则可引起排尿困难，故应注意避免过量 / 大量和长时间使用。

（3）甲状腺功能亢进症、高血压、动脉硬化和心绞痛患者禁用。

三、血管扩张药

血管扩张药主要包括血管平滑肌松弛药、肾上腺素受体阻断药和钙通道阻滞药，用于围手术期高血压、充血性心力衰竭、控制性降压、缺血性心脏病伴周围阻力增加或急性心肌梗死等。

（一）血管平滑肌松弛药

1. 硝普钠

硝普钠主要通过作用于血管平滑肌内皮细胞产生 NO，通过鸟核苷酸环化酶使

cGMP 增加而松弛血管平滑肌。使用时需注意该药的药物毒性，以及反射性心率增快、低氧血症、窃血现象、颅内压升高、反跳症状等。临床主要用于：①控制性降压和高血压患者的降压；②治疗心功能不全和低心排出量。

2. 硝酸甘油

硝酸甘油（nitroglycerin）扩张静脉的作用大于扩张动脉。选择性降低前负荷，对心肌缺血、急性心力衰竭、急性肺动脉高压及右心衰有效，能缓解胆绞痛和食管痉挛，不抑制血小板功能等。缺点与硝普钠相似，具耐受性、依赖性和快速减敏性。临床主要用于：①治疗冠心病；②预防性保护心肌；③控制性降压。

3. 硝酸异山梨酯注射液

硝酸异山梨酯（isosorbide dinitrate），主要药理作用是松弛血管平滑肌，总的效应是使心肌耗氧量减少，供氧量增多，心绞痛得以缓解。临床可用于治疗各种类型冠心病心绞痛和预防其发作。静脉滴注可用于治疗充血性心力衰竭、各种类型的高血压急症和手术前高血压的控制。用药初期可能会出现血管扩张性头痛，还可能出现面部潮红、眩晕、直立性低血压和反射性心动过速，偶见血压明显降低、心动过缓和心绞痛加重，罕见虚脱及晕厥。平均充盈压低的急性心肌梗死、主动脉或二尖瓣狭窄、体位性低血压、颅内压增高者慎用。不应突然停止用药，以避免出现反跳现象。

（二）肾上腺素能受体阻断药

肾上腺素能受体阻断药按对受体的选择性分为：α 受体阻断药、β 受体阻断药、α 和 β 受体阻断药。按作用时间分为长效类和短效类。

1. 酚妥拉明

酚妥拉明（phentolamine）为短效非选择性 α_1、α_2 受体阻断药。临床主要用于：①外周血管痉挛性疾病，如肢端动脉痉挛性病变、去甲肾上腺素外漏、肾上腺嗜铬细胞瘤、高血压危象、术前准备；②抗休克；③急性心肌梗死、充血性心力衰竭的治疗。

2. 乌拉地尔

盐酸乌拉地尔注射液又叫亚宁定。乌拉地尔是一种选择性 α 受体阻断药，中枢作用是通过激活 5-HT1A 受体激动药，降压作用较温和、安全，肾血流和心率一般不受影响，近年来其临床用途有扩大的趋势。围手术期主要用于控制麻醉过程的高血压及合并 CHF 的患者。亚宁定对高血压所致的 CHF 疗效最佳，其次为心肌梗死和扩张型心肌病所致的心力衰竭，但风湿性心脏病心力衰竭应慎用。

3. β 受体阻断药

根据不同 β 受体亚型可有多种作用，如阻断 β₁ 受体，可减慢心率，减轻心脏负荷；阻断 β₂ 受体，可降低肺动脉和外周血管阻力，并舒张支气管。

（三）钙通道阻滞药

钙通道阻滞药是指能选择性阻滞细胞膜上的钙离子通道，从而减少细胞内钙离子浓度的药物。该类药物对心脏具有负性变力、变时、变率作用，可扩张动脉血管，对心肌和血管内皮细胞具有一定保护作用，还可非特异性抗交感和抑制血小板聚集。

四、抗心律失常药

根据抗心律失常药物的细胞电生理学作用，将其分为下列四类。

（一）Ⅰ类药物

Ⅰ类药物即钠通道阻滞药。

1. 利多卡因

利多卡因对普肯耶细胞具有抑制钠离子内流、促进钾离子外流、减慢心室传导、消除折返激动、抑制心室应激性、提高致颤阈值等作用。对急性心肌梗死患者的室性期前收缩、室性心动过速及室颤可作首选药。通过气管导管给药可帮助对抗纯性交感刺激。

2. 普罗帕酮

普罗帕酮（propafenone）曾用名心律平，属快钠通道阻滞药。常用于室上性和室性期前收缩、室上性和室性心动过速及预激综合征伴发心动过速或房颤。治疗阵发性室上性心动过速的效果最佳，有效率达 90% 左右。

（二）Ⅱ类药物

Ⅱ类药物主要为 β 受体阻断药，如普萘洛尔、艾司洛尔等。此类药物可有效终止交感神经兴奋出现的窦性心动过速和室性心律失常。普萘洛尔对洋地黄毒性反应及其他原因触发的快速室性心律失常亦有效。

1. 盐酸艾司洛尔注射液

（1）作用及用法用量

艾司洛尔（esmolol）为超短效的选择性 β₁ 受体阻断药，通过竞争儿茶酚胺结合位点而抑制 β₁ 受体，降低窦房结自律性，延长窦房结恢复时间，延长窦性心律及房性心律时的 AH 间期，有降低血压、降低心肌耗氧量的作用。可用于预防和治疗围手术期所致的心动过速或高血压、窦性心动过速、需急诊处理的异位性室上性心动过速。

预防气管插管的心血管反应时于插管前 2 分钟，静脉注射，1~2 mg / kg；围手术期先用 1 分钟负荷量 0.25~0.5 mg / kg，静脉注射，再用 4 分钟维持量，从 0.05 mg /（kg · min）开始，逐渐递增至 0.2 mg /（kg · min），每次增加剂量前应先给负荷量；治疗快速性室上性心律失常，可用负荷量 0.5 mg / kg，维持量及用法同上。

（2）不良反应

偶见低血压、心动过缓，多呈一过性。通过减浅麻醉或调整输液速度后可缓解。

（3）注意事项

1）严重心动过缓、二 / 三度以上房室阻滞、心源性休克、重度心力衰竭者禁用。

2）糖尿病、支气管哮喘及伴心力衰竭者慎用。

3）血压偏低者应用本品时应严密监测，一旦出现血压过低，应立即减少最终维持量。

4）谨慎与地高辛、吗啡、琥珀胆碱及华法林合用。

（三）Ⅲ类药物

Ⅲ类药物为延长动作电位时程药。

1. 胺碘酮

胺碘酮具有直接细胞膜效应和抗交感神经作用，可延长心房、心室及传导系统动作电位时程和有效不应期，并抑制窦房结、房室结功能及旁路的传导。可用于室上性和室性心律失常的复律，总有效率达 80% 以上。

2. 溴苄胺

溴苄胺目前主要用于治疗顽固性室性心律失常及配合电复律治疗室颤，如室性心动过速（简称室速）或室颤经利多卡因治疗无效的患者，有效率为 60%~80%。在胸外按压时用 5~10 mg / kg 静脉推注可起化学除颤作用。

（四）Ⅳ类药物

Ⅳ类药物即钙通道阻滞药，主要用于治疗室上性心律失常，对预激综合征伴阵发性室上性心动过速（简称室上速）且 QRS 不宽者疗效较好，但房颤、房扑合并预激综合征时禁用。因该药可明显抑制心肌收缩力，所以不宜和受体阻断药及有负性肌力作用的抗心律失常药合用，与洋地黄合用时应减少洋地黄用量。

五、其他常用药物

（一）右美托咪啶

右美托咪啶（dexmedetomidine）为 α_2 肾上腺素受体激动药美托咪啶的右旋异构体，对中枢 α_2 肾上腺素受体具有高选择性激动作用。本品可通过激动突触前膜的 α_2 受体，抑制去甲肾上腺素的释放，终止疼痛信号的传导；与脊髓内的 α_2 受体结合时，可产生镇静及缓解焦虑作用。

最常见的不良反应为低血压、心动过缓及口干，严重者可导致窦性停搏，其次为暂时性高血压及胃肠道反应。上述情况多见于负荷剂量输注期间，合用小剂量抗胆碱药可预防及治疗低血压和心动过缓。

临床主要用于行 ICU 机械通气时的程序性镇静；抑制手术应激及促进儿茶酚胺血流动力学稳定；产生稳定的镇静作用，对患者的生理及心理方面的需求有独特的协同作用。

（二）利尿药

利尿药（diuretics）是一类通过促进肾脏排尿功能从而增加尿量的药物。可通过影响肾小球的过滤、肾小管的再吸收和分泌等功能实现利尿作用。除了保钾利尿药外，多数利尿药在利尿的同时大量排钾，可导致低钾血症。此外还可引起低镁血症、低钠血症，低血压，甚至低血容量性休克，少数可致高钾血症和代谢性碱中毒。

（三）昂丹司琼

昂丹司琼（ondansetron）为外周神经元和中枢神经系统内 5-HT$_3$ 受体的高选择性抑制剂。抗癌药物或放疗可激发小肠黏膜的嗜铬细胞释放 5-HT$_3$，诱导呕吐反射，造成恶心和呕吐。本药可选择性抑制这一反射中外周神经系统的突触前 5-HT$_3$ 受体的兴奋，并可能对中枢神经系统 5-HT$_3$ 受体传递的迷走神经传入后区有直接影响，这种双重作用阻断了呕吐反射过程中神经介质的化学传递，从而对化疗与放疗引起的呕吐有治疗作用。常见不良反应为头痛、倦怠、发热、便秘，偶有短暂性无症状肝氨基转移酶增加。本药可能对血压有一定影响，因此高血压未控制的患者每日用量不宜超过 10 mg。

（王晓霞　李艳红　李春荣）

第七节　围手术期常用药物的相互作用

药物的相互作用（drug interaction）是指同时或先后使用两种及两种以上的药物，由于药物间的相互影响或干扰，改变了其中一种或多种药物原有的理化性质、体内过程或组织对药物的敏感性，从而改变了该药物的药理和毒理效应。联合用药后的药物效应或毒性的改变一般可归纳为四种类型。

（1）相加作用：即两种药物合用时，引起的效应等于它们各自单独使用时效应的代数和，其实质为两种药物同一效应的相互叠加。

（2）协同作用：两种药物合用时，引起的效应大于它们各自单独使用时效应的代数和。

（3）敏感化作用：即一种药物虽不具有某种特殊的效应，但却能使相关组织或受体对其他药物的反应性增强。

（4）拮抗作用：即两种药物同时使用时一种药物能降低另一药物的作用。

一、麻醉药物的相互作用

1. 吸入性麻醉药与静脉麻醉药

在全麻诱导时，常使用起效快的静脉麻醉药物如硫喷妥钠、丙泊酚，以便快速完成麻醉诱导，然后以静脉麻醉药或吸入性麻醉药或静吸复合维持麻醉。

2. 吸入性麻醉药与挥发性麻醉药

临床麻醉中常同时吸入氧化亚氮（N_2O，一氧化二氮，又称笑气）和某种卤族挥发性麻醉药（如异氟烷、七氟烷、地氟烷）。氧化亚氮与挥发性麻醉药合用时，可产生第二气体效应，从而缩短麻醉诱导时间，并可使苏醒时间缩短。

3. 静脉麻醉药的相互作用

硫喷妥钠与吗啡或硫喷妥钠与咪达唑仑同用虽均能产生催眠效应的协同作用，但这三种药物伍用时，硫喷妥钠可明显减弱吗啡与咪达唑仑间催眠效应的协同作用，而丙泊酚－阿芬太尼－咪达唑仑伍用时则表现为催眠的协同效应。

4.局麻药与局麻药

临床上常将两种局麻药混合使用，如利多卡因与布比卡因或丁卡因伍用。这种配伍不但能促成两种局麻药作用的相加，而且能使其优缺点得到相补，产生更佳的临床效果。但有些局麻药混合后则可因药物理化性质和药理作用的改变而产生不良后果，如氯普鲁卡因与布比卡因混合后，因药液 pH 值的降低和氯普鲁卡因代谢物对布比卡因作用的抑制，可显著降低布比卡因的药效；布比卡因与甲哌卡因混用时，前者可显著减少后者与 α_1 酸性糖蛋白的结合率，从而导致甲哌卡因毒性反应的发生。

二、麻醉药与肌松药的相互作用

1.吸入性麻醉药与非除极化型肌肉松弛药

吸入性麻醉药可增强非除极化型肌肉松弛药的效应，延长其作用时效，减少其用量。不同吸入性麻醉药影响非除极化型肌肉松弛药作用的强弱不一致，如恩氟烷和异氟烷＞氟烷＞氧化亚氮。

2.肌松药间的相互作用

琥珀胆碱与非除极化型肌松药伍用，其相互作用复杂，因用药顺序不同可产生不同的临床效果。主要为：①麻醉诱导时用琥珀胆碱完成气管插管，然后用非除极化型肌松药维持肌肉松弛，此时，两者一般表现为协同效应；②为预防静脉注射琥珀胆碱造成术后肌肉痛、高钾血症、眼内压升高等不良反应，可预先静脉注射小剂量非除极化型肌松药，两者表现为拮抗效应。

3.局麻药与肌松药的相互作用

大多数局麻药能增强肌松药的作用，大剂量静脉用药时，大多数局麻药均能引起神经－肌肉传导阻滞；小剂量局麻药虽无如此强的肌松效应，却能增强非除极化型和除极化型肌松药的作用。围手术期应用利多卡因治疗心律失常时，应注意其对肌松药的影响，避免术后因肌松药残余导致严重的呼吸抑制。

三、麻醉药与其他药物之间的相互作用

（一）心血管药物

1.抗高血压药

（1）利尿药：对各种麻醉药的心肌抑制和血管扩张敏感性增加，术中易出现心律

失常及低血压。

（2）β 受体阻断药：长期使用该药者突然停药后可出现"反跳"现象，宜持续用药至手术当日；β 受体阻断药与全麻药相互作用可产生严重的心肌抑制效应，并且呈剂量相关性，术中应警惕。

（3）血管扩张药：硝普钠、硝酸甘油及钙通道阻滞药等与全麻药配伍使用后在抑制心肌功能和血管扩张方面呈相加效应，用药时应务必遵循从小剂量开始的原则。

（4）血管紧张素转换酶抑制药（angiotensin converting enzyme inhibitor，ACEI）：对麻醉药循环抑制的敏感性明显增加，尤其在补液不充分时可出现严重低血压。为此，术中应适当减少麻醉药的用量。

（5）其他：如利血平（reserpine）可消耗体内儿茶酚胺的储存，使患者对麻醉药的循环抑制敏感性增加，术中易出现低血压和心率减慢，建议术前停用该类药物10天以上。

2. α_2 受体激动药

与全麻药合用时常起协同作用，缺点为患者围手术期心动过缓和低血压的发生率较高。

3. 抗心律失常药

各种抗心律失常药均可影响机体血流动力学状态，全麻后患者心功能可有不同程度减退，此时再使用该药则可能导致严重的血流动力学紊乱。

4. 强心苷类药物

氟烷、恩氟烷、甲氧氟烷、氯胺酮、芬太尼和氟哌利多可减少使用强心苷类药物后心律失常的发生；而环丙烷的作用则相反，麻醉后常需增加强心苷类药物用量方可达到满意疗效。拟交感神经药（尤其是 β 受体激动药）在提高心肌自律性的同时，可增强强心苷类药物的毒性；氟烷、新斯的明等药物则可因迷走神经样作用而加重强心苷类药物减慢心率的作用，诱发心动过缓；强心苷类药物与利血平等儿茶酚胺耗竭药配伍使用可引起严重心动过缓、房室阻滞，甚至窦性停搏。

5. 拟交感神经药

卤族挥发性麻醉药可增强心肌对拟交感神经药的敏感性，增加术中心律失常的发生率。

（二）支气管扩张药

氨茶碱通过抑制磷酸二酯酶来松弛支气管平滑肌，常用于治疗哮喘和慢性阻塞性肺疾病，由于其治疗窗窄，毒性较大，临床上已逐步被选择性 β_2 受体激动药所取代。挥发性全麻药可抑制氨茶碱在肝的代谢，明显延长其清除半衰期，增加心肌对该药的敏感性，易诱发心律失常。

（三）H₂ 受体阻断药

西咪替丁是一种强效肝药酶抑制剂，可通过咪唑环上的氮原子直接与细胞色素 P450 酶血红素上的铁原子结合，抑制该生物酶功能，使阿片类药、苯二氮䓬类药、利多卡因和华法林等多种药物的生物转化过程受到抑制。故西咪替丁与这些药物伍用时，可使其血药浓度增加，疗效增强。

（四）激素

巴比妥类药物不仅可通过抑制促肾上腺皮质激素的功能而降低自体皮质激素的分泌，还可通过酶促反应降低皮质激素类药物的效应。皮质激素与噻嗪类利尿药伍用时，可加剧钠丢失，增强肌松药的作用，还可增强强心苷药的毒性，诱发肝昏迷。此外，肾上腺皮质激素可降低机体的癫痫阈值，术中应尽量避免与恩氟烷和氯胺酮配伍。

（五）抗凝药

保泰松、阿司匹林和氯丙嗪等可置换与血浆蛋白结合的香豆素类抗凝药，使其游离形式药物的浓度增高，抗凝作用增强；巴比妥类药物、苯妥英钠等肝药酶诱导药可加速华法林的代谢和灭活，配伍使用时必须加大用药剂量方可达到预期作用；而肝药酶抑制剂西咪替丁则可减慢华法林的代谢，增加其血药浓度，合用时应适当减量。

（六）产科用药

在全麻状态下，静脉使用催产素可引起低血压、心动过速和心律失常等不良反应，尤其是在氟烷麻醉时因为氟烷、硫喷妥钠和吗啡等麻醉药可促使子宫松弛，减弱催产素收缩子宫的作用。

（七）其他

长期口服避孕药的女性，可使手术中使用的 6- 氨基己酸等止血药凝血作用增强。

第八节　抢救车内急救药品

一、盐酸肾上腺素注射液

1. 作用

肾上腺素（adrenaline）为肾上腺髓质分泌的主要激素，直接作用于肾上腺素 α、β

受体，产生强烈快速而短暂的兴奋 α 和 β 型效应，对心脏 $β_1$ 受体的兴奋可使心肌收缩力增强，心率加快，心肌耗氧量增加。同时作用于骨骼肌 $β_2$ 受体，使血管扩张，降低周围血管阻力而降低舒张压。兴奋 $β_2$ 受体可松弛支气管平滑肌，扩张支气管，解除支气管痉挛；兴奋 α 受体，可使皮肤、黏膜血管及内脏小血管收缩。临床主要用于心搏骤停、支气管哮喘、过敏性休克，也可治疗荨麻疹、花粉病、鼻黏膜或齿龈出血。

2. 用法用量

（1）常用于抢救过敏性休克，如青霉素引起的过敏性休克。由于该药具有兴奋心肌、升高血压、松弛支气管平滑肌等作用，故可缓解过敏性休克的心跳微弱、血压下降、呼吸困难等症状。皮下注射或肌内注射 0.5~1 mg，也可 0.1~0.5 mg 缓慢静脉推注（以等渗盐水稀释到 10 mL），如疗效不好，可改用 4~8 mg 静脉滴注（溶于 5% 葡萄糖注射液 500~1000 mL）。

（2）抢救心搏骤停：可用于由麻醉和手术中的意外、药物中毒或心脏传导阻滞等原因引起的心搏骤停，以 0.25~0.5 mg 心内注射，同时做心脏按压、人工呼吸和纠正酸中毒。对电击引起的心搏骤停，亦可用该药配合电除颤或利多卡因等进行抢救。

（3）治疗支气管哮喘：效果迅速但不持久。皮下注射 0.25~0.5 mg，3~5 分钟即见效，但仅能维持 1 小时。必要时可按上述剂量重复注射 1 次。

（4）与局麻药合用：加少量（1∶500 000~1∶200 000）于局麻药（如普鲁卡因）内，可减少局麻药的吸收并延长其药效、减少其毒副反应，亦可减少手术部位的出血。

（5）治疗鼻黏膜和牙龈出血：将浸有（1∶20 000~1∶1000）溶液的纱布填塞出血处。

（6）治疗荨麻疹、花粉症、血清反应等：皮下注射 1∶1000 溶液 0.2~0.5 mL。必要时可按上述剂量重复注射 1 次。

3. 不良反应

（1）全身反应：治疗量有时可见焦虑不安、面色苍白、失眠、恐惧、眩晕、头痛、呕吐、出汗、四肢发冷、震颤、四肢无力、心悸、血压升高，尿潴留、支气管及肺水肿，短时的血乳酸或血糖升高等。

（2）眼部反应：眼部有短暂的刺痛感或烧灼感、流泪、眉弓疼、变态反应、巩膜炎；长期使用可致眼睑、结膜及角膜黑色素沉积、角膜水肿等。

4. 注意事项

（1）器质性心脏病、高血压、冠状动脉疾病、心源性哮喘、阻塞性心肌病、心律失常（尤其是室性心律失常）、甲状腺功能亢进、糖尿病、脑组织挫伤患者，以及产妇禁用。

（2）小儿、老年人、器质性脑损害患者及孕妇应慎用。

（3）注射时必须轮换部位，以免引起组织坏死，长期大量应用本药可出现耐药性，停药数天后，耐药性消失。

（4）用于过敏性休克时，应补充血容量，以抵消血管渗透性增加所致的有效血容量不足。

（5）使用本品时必须注意血压、心率与心律变化，多次使用应监测血糖。

（6）心脏复苏三联针为盐酸肾上腺素注射液 1 mg、硫酸异丙肾上腺素注射液 1 mg、去甲肾上腺素注射液 1 mg，三者于临用前混合，做心室内注射。

二、重酒石酸去甲肾上腺素注射液

1. 作用

重酒石酸去甲肾上腺素注射液（noradrenaline bitartrate injection）可作为急救时补充血容量的辅助用药。去甲肾上腺素是肾上腺素去掉 N- 甲基后形成的物质，在化学结构上属于儿茶酚胺，是一种血管收缩药和正性肌力药，主要激动 α 受体，对 β 受体激动作用很弱，具有很强的血管收缩作用，可使全身小动脉与小静脉都收缩从而使外周阻力增高，血压上升。兴奋心脏及抑制平滑肌的作用都比肾上腺素弱。临床上主要利用它的升压作用，静脉滴注用于各种休克（但出血性休克禁用），以升高血压，保证对重要器官（如脑）的血液供应。

2. 用法用量

成年人一般为 1~2 mg 加入 100 mL 生理盐水或 5% 葡萄糖注射液中，开始滴速为每分钟 4~10 µg，以后渐增滴速以将血压控制在理想水平，维持量每分钟 2~4 µg；对危急病例可用 1~2 mg 稀释到 10~20 mL，缓慢静脉注射。

口服用于治疗上消化道出血。加入适量冷盐水口服 1~3 mL（1~3 mg），每天 3 次。

3. 不良反应

（1）药液外漏可导致局部组织坏死。

（2）本药强烈的血管收缩作用可使重要脏器血流减少，肾血流锐减后导致尿量减少，组织血供不足导致缺氧和酸中毒。持久或大量使用时，可使回心血流量减少，外周血管阻力增高，心排出量减少，严重者可危及生命。

（3）应重视的反应包括静脉滴注时沿静脉路径的皮肤变白，注射部位局部皮肤脱落、发绀、发红，严重眩晕，这些反应虽属少见，但后果严重。

（4）个别患者因过敏而出现皮疹、面部水肿。

（5）缺氧、电解质紊乱、器质性心脏病患者或过量使用本药的患者时，可出现心律失常，血压升高后可出现反射性心率减慢。

（6）以下反应如持续出现要注意：焦虑不安、眩晕、头痛、面色苍白、心跳感重、失眠等。

（7）过量使用时可出现严重头痛、高血压、心率缓慢、呕吐甚至抽搐。

（8）晚期妊娠使用时可诱发子宫收缩。

4.注意事项

（1）抢救时，长时间持续使用本药或其他血管收缩药，重要器官如心、肾等可能因毛细血管灌注不足而受到损伤，严重者可导致不可逆性休克。

（2）高血压、动脉粥样硬化、无尿患者禁用。

（3）因本药遇光即渐变色，所以应避光贮存，如注射液呈棕色或有沉淀，即不宜再用。

（4）不宜与偏碱性药物如磺胺嘧啶钠、氨茶碱等配伍注射，以免失效；在碱性溶液中如与含铁离子杂质的药物（如谷氨酸钠、乳酸钠等）相遇，则变紫色，并降低升压作用。

（5）浓度高时，注射部位局部或周围出现反应性血管痉挛、局部皮肤苍白，长时间使用可引起缺血性坏死，故静脉滴注时应严防药液外漏。一旦发现坏死，除使用血管扩张剂外，还应尽快热敷并给予普鲁卡因大剂量封闭。小儿应选粗大静脉注射并更换注射部位，静脉给药时必须防止药液漏出血管外。

（6）用药过程中须随时测量血压，调整给药速度，使血压保持在正常范围内。

三、盐酸异丙肾上腺素注射液

1.作用

异丙肾上腺素（isoproterenol）为 β 受体激动药，对 β_1 和 β_2 受体均有较强的激动作用，对 α 受体几乎无作用。

（1）作用于心脏 β_1 受体，使心肌收缩力增强，心率加快，传导加速，心输出量和心肌耗氧量增加。

（2）作用于血管平滑肌 β_2 受体，使骨骼肌血管明显舒张，肾、肠系膜血管及冠状动脉亦不同程度舒张，血管总外周压力降低。其心血管作用导致收缩压升高、舒张压降低、脉压变大。

（3）作用于支气管平滑肌 β_2 受体，使支气管平滑肌松弛。

（4）促进糖原和脂肪分解，增加组织耗氧量。

2. 用法用量

（1）救治心搏骤停，心腔内注射 0.5~1 mg。

（2）三度房室阻滞，心率每分钟不及 40 次时，0.5~1 mg 加入 5% 葡萄糖注射液 200~300 mL 内缓慢静脉滴注。

（3）抗休克：用 0.2~0.4 mg 溶于 5% 葡萄糖注射液 200 mL 中，以 0.5~2 mL/min 静脉滴注。

3. 不良反应

（1）常见的不良反应有：口咽发干、心悸。少见的不良反应有：眩晕、面色潮红、恶心、心率增速、震颤、多汗、乏力等。

（2）有心律失常、心肌损害、心悸、诱发心绞痛、头痛、震颤、头晕、虚脱，少数病例支气管收缩（痉挛）时，舌下给药可引起口腔溃疡、牙齿损坏。反复使用气雾剂可产生耐药性，使支气管痉挛加重，疗效降低，甚至增加死亡率。

（3）用于治疗呼吸系统疾病时，不良反应有心动过速、心律失常、心悸、潮红及诱发心绞痛。应用此药逐渐增加剂量时，可增加对心脏的毒性作用。此药可导致心电图出现心肌梗死波形，静脉输入此药时有时会出现室颤甚至心肌坏死。

（4）松弛支气管平滑肌可使气道阻力减低，同时也会导致通气灌注比例失常而加重低氧血症，此时患者虽自觉症状好转，但其实病情在恶化。此外，还可诱发奇怪的支气管痉挛。

4. 注意事项

（1）心律失常伴有心动过速者，心血管疾病（心绞痛、冠状动脉供血不足等）者，糖尿病者，高血压者，甲状腺功能亢进者，洋地黄中毒所致的心动过速者慎用。

（2）遇有胸痛及心律失常应及早重视。

（3）交叉过敏者，对其他肾上腺素受体激动药过敏者，通常也对本药过敏。

四、盐酸多巴胺注射液

1. 作用

盐酸多巴胺注射液（dopamine hydrochloride injection）口服无效，静脉滴注后在体内分布广泛，不易通过血脑屏障。在体内很快通过单胺氧化酶及儿茶酚–氧位–甲基转移酶（catecholamine-o-methyl transferase，COMT）的作用，在肝、肾及血浆中降解成无活性的化合物。适用于心肌梗死、创伤、内毒素败血症、心脏手术、肾衰竭、充血性心力衰竭等引起的休克综合征者；补充血容量后休克仍不能纠正者，尤其有少尿及周围血管阻力正常或较低的休克者。由于本品可增加心排出量，也可用于洋地黄和利尿药无效的心功能不全。

2. 用法用量

成年人：静脉滴注，开始时按 1~5 μg/（kg·min），10 分钟内以 1~4 μg/（kg·min）递增，以达到最大疗效。

（1）慢性顽固性心力衰竭者，静脉滴注开始时按 0.5~2 μg/（kg·min）逐渐递增，多数患者按 1~3 μg/（kg·min）给予即可生效。

（2）闭塞性血管病变患者，静脉滴注开始时按 1 μg/（kg·min），逐渐增至 5~10 μg/（kg·min），直到 20 μg/（kg·min），以达到最满意效应。

（3）危重患者，先按 5 μg/（kg·min）滴注，然后以 5~10 μg/（kg·min）递增至 20~50 μg/（kg·min），以达到满意效应；也可用本药 20 mg 加入 5% 葡萄糖注射液 200~300 mL 中静脉滴注，开始时按 75~100 μg/min 滴入，以后根据血压情况，加快速度或加大浓度，但最大剂量不超过 500 μg/min。

3. 不良反应

常见的不良反应有胸痛、呼吸困难、心悸、心律失常（尤其大剂量使用）、全身无力感，心率缓慢、头痛、恶心、呕吐者少见。长期大剂量或小剂量使用的外周血管病患者，可出现手足疼痛或手足发凉；外周血管长时期收缩，可能导致局部坏死或坏疽；过量时可出现血压升高，此时应停药，必要时给予 α 受体阻断药。

4. 注意事项

（1）交叉过敏反应：对其他拟交感胺类药高度敏感的患者，可能对本品也异常敏感。

（2）下列情况应注意：①嗜铬细胞瘤患者不宜使用；②闭塞性血管病（或有既往史者），包括动脉栓塞、动脉粥样硬化、血栓闭塞性脉管炎、冻伤（如冻疮）、糖尿病性动脉内膜炎、雷诺病等慎用；③肢端循环不良的患者，须严密监测，注意坏死及坏疽的可能性；④频繁的室性心律失常患者应用本品也须谨慎。

（3）治疗前必须先纠正低血容量。

（4）静脉滴注前必须稀释，稀释液的浓度取决于用药剂量及个体需要的液体量，若不需要扩容，可用 0.8 mg/mL 溶液，如有液体潴留，可用 1.6~3.2 mg/mL 溶液。中、小剂量对周围血管阻力无作用，用于处理低心排出量引起的低血压；较大剂量则用于提高周围血管阻力以纠正低血压。

（5）选用粗大的静脉做静脉推注或静脉滴注，以防药液外溢导致组织坏死；如确已发生液体外溢，可用 5~10 mg 酚妥拉明稀释溶液在注射部位做浸润。

（6）静脉滴注时应控制每分钟滴速，滴注的速度和时间需根据血压、心率、尿量、外周血管灌流情况、异位搏动出现与否等情况而定，必要时应做心排出量测定。

（7）遇有血管过度收缩引起舒张压不成比例升高和脉压减小、尿量减少、心率增快或心律失常时，滴速必须减慢或暂停滴注。

（8）如在静脉滴注多巴胺时血压继续下降或经调整剂量仍持续低血压，应停用多巴胺，改用更强的血管收缩药。

（9）突然停药可出现严重低血压，故停用时应逐渐递减药量。

五、硫酸阿托品注射液

1. 作用

硫酸阿托品注射液（atropine sulfate injection）对于各种内脏绞痛，如胃肠绞痛及膀胱刺激症状，对胆绞痛、肾绞痛的疗效较差；可用于全身麻醉前给药、严重盗汗和流涎症，迷走神经过度兴奋所致的窦房阻滞、房室阻滞等缓慢型心律失常；也可用于因窦房结功能低下而出现的室性异位搏动、休克、有机磷酸酯类中毒。

2. 用法用量

（1）麻醉前用药：皮下注射 0.5 mg，可减少麻醉过程中支气管黏液分泌，预防术后引起肺炎，并可消除吗啡对呼吸的抑制。

（2）手术前用药：成年人术前 0.5~1 小时肌注 0.5 mg，小儿皮下注射用量为体重 3 kg 以下者 0.1 mg，体重 7~9 kg 者 0.2 mg，体重 12~16 kg 者 0.3 mg，体重 20~27 kg 者 0.4 mg，体重 32 kg 以上者 0.5 mg。

（3）与新斯的明合用：由于新斯的明在拮抗肌松药时可以导致心动过缓，阿托品可与之合用，防止患者心动过缓的出现。

3. 不良反应

不同剂量所致的不良反应一般如下：0.5 mg，轻微心率减慢，略有口干及少汗；1 mg，口干、心率加快、瞳孔轻度扩大；2 mg，心悸、显著口干、瞳孔扩大，有时出现视物模糊；5 mg，上述症状加重，并伴语言不清、烦躁不安、皮肤干燥发热、小便困难、肠蠕动减少；10 mg 以上，上述症状更重，脉速而弱，中枢兴奋现象严重，呼吸加快加深，出现谵妄、幻觉、惊厥等；严重中毒时可由中枢兴奋转入抑制，产生昏迷和呼吸麻痹等。最低致死剂量成年人为 80 mg，儿童为 10 mg。发热、速脉、腹泻者和老年人慎用。

4. 注意事项

（1）对其他颠茄生物碱不耐受者，对本品也不耐受。

（2）孕妇静脉注射阿托品可使胎儿心动过速。

（3）婴幼儿对本品的毒性反应极为敏感，特别是痉挛性麻痹与脑损伤的患儿，反应更强，环境温度较高时，可因闭汗致体温急骤升高，使用时要严密观察。

（4）老年人容易出现抗 M 胆碱样不良反应，如排尿困难、便秘、口干（尤其是男性），也易诱发未经诊断的青光眼，一经发现，应立即停药。

（5）出现下列情况或疾病时应慎用：脑损害，尤其是儿童；心脏病，特别是心律失常，充血性心力衰竭、冠心病、二尖瓣狭窄等；反流性食管炎、食管与胃的运动减弱、下食管括约肌松弛（可使胃排空延迟，而造成胃潴留，并增加胃 – 食管的反流）；溃疡性结肠炎，用量大时肠能动度降低，可导致麻痹性肠梗阻，并诱发或加重中毒性巨结肠；前列腺肥大引起的尿路感染（膀胱肌力减低）及尿路阻塞性疾病，可导致完全性尿潴留。

（6）青光眼、前列腺肥大、高热患者禁用。

（逄春霞　王孟子　赵蕊蕊）

第三章　麻醉科常用监测技术

第一节　呼吸功能监测

呼吸功能监测包括一般监测，如意识状态，皮肤黏膜颜色，呼吸运动，胸部听诊、触诊和叩诊等；连续动态监测包括患者的肺容量、通气功能、换气功能、小气道功能、氧气、二氧化碳、气道反应性的测定和呼吸动力学等。

一、一般监测

1. 意识状态

轻、中度缺氧可导致患者兴奋多语、定向力障碍等，严重缺氧可导致意识模糊、嗜睡，甚至昏迷。

2. 皮肤黏膜颜色

急性 CO_2 蓄积可表现为皮肤黏膜充血、潮红，缺氧则可见皮肤黏膜发绀。发绀的出现决定于还原型血红蛋白含量，因此足够的血红蛋白是出现发绀的必要条件。但当患者严重贫血，如血红蛋白＜ 50 g／L 时，即使存在严重缺氧也可能不出现明显发绀体征。

3. 呼吸运动

呼吸运动包括呼吸的频率、幅度和节律等。正常成年人呼吸频率为 10~16 次／分，频率＞ 20 次／分，即提示有潜在的呼吸功能不全；频率＞ 30 次／分，常表现为呼吸窘迫。但应与应激、疼痛刺激、胸腹部疾病，以及胸腹敷料包扎过紧导致患者浅促呼吸相区别。呼吸频率减慢见于严重缺氧、中枢神经系统病变或阿片类药物过量。

观察呼吸运动时应注意呼吸的幅度、双侧胸廓运动是否对称、胸腹起伏是否协调等。上呼吸道梗阻可呈现"三凹征"，可见颈部辅助呼吸肌收缩；小呼吸道梗阻表现为呼气时腹肌紧张、呼气相延长。

4. 胸部听诊

干、湿啰音和哮鸣音均提示肺部相应的病变。正常呼吸音为双侧对称，若一侧减弱则提示一侧肺不张、炎症、气胸、胸腔积液，气管插管的患者应排除导管位置过深或插入一侧主支气管。

5. 胸部的叩诊与触诊

有助于对气胸、胸腔积液、肺气量的多少、胸膜病变等的判断。

二、肺容量测定

肺容量是反映肺通气功能的重要指标，与性别、身高、年龄、训练，以及躯体和肺的健康状况有关。

1. 潮气量

潮气量（tidal volume，TV）指平静呼吸时，每次吸入或呼出的气体量。机械通气时成年人潮气量为 8~10 mL / kg，小儿潮气量为 6~10 mL / kg。麻醉用药、麻醉技术、患者体位和二氧化碳气腹等因素均可使 TV 下降，术中持续观察 TV 变化有助于及时发现通气量不足，TV < 5 mL / kg 时需行控制或辅助呼吸。潮气量过高见于呼吸性或代谢性酸中毒、颅内压增高等。

2. 肺活量

肺活量（vital capacity，VC）指最大吸气后能呼出的肺内最大气体容积，为深吸气量与补呼气量之和。正常值：男性约 3560 mL，女性约 2500 mL。由潮气量、补吸气量和补呼气量组成，补吸气量占肺活量的 60%~70%，可反映胸肺顺应性和吸气肌力量；补呼气量占肺活量的 30%~40%，反映气道的通畅程度和呼气肌力量。肺活量降低见于肺、胸廓的扩张受限，气道阻塞和呼吸肌力下降等。麻醉手术后所有患者肺活量均降低，手术部位越靠近膈肌，肺活量下降越显著。肺活量下降可影响患者的咳嗽和深呼吸能力，降低呼吸储备功能。

3. 肺总量

肺总量（total lung capacity，TLC）指深吸气后肺内所含的气量，即肺活量加余气量。正常值：男性约 5020 mL，女性约 3460 mL。

4. 余气量

余气量（residualvolume，RV）指最大呼气后肺内残留的气体容量。其改变与功能余气量具有相同的意义，反映肺泡膨胀程度，是目前判断阻塞性肺疾病的最可靠指标。是将余气量占肺总量的百分比作为肺泡内气体滞留的指标。正常值为 20%~30%，> 35% 为异常，常见于老年人及肺气肿患者。

5. 功能余气量

功能余气量（functional residual capacity，FRC）指平静呼气后肺内所含的气体量，包括补呼气量和余气量两部分。FRC 在生理上对吸入到肺泡内的气体有缓冲作用，可使肺泡 O_2 分压（PO_2）和 CO_2 分压（PCO_2）保存相对稳定，对肺泡内气体的弥散过程有一定的稳定作用。FRC 增加提示肺泡扩张，吸入的新鲜空气将被肺内过多的剩余气体稀释，使肺泡 PO_2 降低，PCO_2 增高。FRC 减少说明肺泡缩小或闭合，即呼吸末部分肺泡发生萎缩，流经肺泡的血液会因肺泡无通气而未经氧合产生分流。因此，FRC 过度减少或增大均可使换气效率降低。麻醉手术中使 FRC 降低的因素有：①由直立位变为仰卧位，FRC 下降 50~100 mL；②全身麻醉诱导后和使用肌松药使膈肌向头端移动；③浅快呼吸和浅麻醉导致的过度呼气；④吸入高浓度氧导致的吸收性肺不张。全麻患者机械通气时可给予 2~5 cmH$_2$O 的低水平呼气末正压，防止 FRC 降低。

三、动态肺容量测定

动态肺容量测定指在单位时间内随呼吸运动进出的气体的量和速度。动态肺容量的指标如下。

1. 生理无效腔

肺通气包括肺泡通气和无效腔通气。生理无效腔（physiological dead space，VD）包括解剖无效腔和肺泡无效腔两部分。解剖无效腔量：存在于终末细支气管以上气道内的气体容积，即潮气量中在呼气初期不发生改变就被呼出的那部分气体。正常成年人为 120~150 mL。肺泡无效腔量：由于没有血流灌注，某些肺泡虽有通气，但不能进行正常的气体交换，正常情况下，肺泡无效腔量极小，可忽略不计。

2. 每分通气量

每分通气量（minute ventilation，MV 或 V_E）指平静状态下每分钟吸入或呼出的气体量，即潮气量 × 呼吸频率。但只有进入肺泡的新鲜空气才有机会与肺泡周围毛细血管进行气体交换，亦称肺泡通气量。正常的肺泡通气量约为 MV 的 70%，正常成年人静息每分通气量为 6~8 L。

3. 用力肺活量

用力肺活量（forced vital capacity，FVC）是指深吸气后，以最大的力量呼出的气体量。正常时应接近或等于肺活量。在阻塞性肺疾病时，其数值小于肺活量值。正常者 1 秒内呼出 75%~85% FVC，2 秒内呼出 94%，3 秒内呼出 97%。其中以 FEV_1 最有实用意义：$FEV_1 < 70\%$ 说明气流阻塞，见于支气管哮喘、肺气肿、慢性支气管炎等阻塞性肺疾病；FEV_1 大于正常值提示限制性通气功能障碍，见于胸膜广泛增厚粘连、胸廓疾病等。$FVC < 15\ mL/kg$ 时，术后肺部并发症的发生率明显增加。

4. 通气储量

临床常用通气储量百分比表示通气功能的储备能力：通气储量百分比 =（最大通气量 - 每分通气量）/ 最大通气量 × 100%，高于 93% 为正常，低于 86% 反映通气储备状态不良，提示对胸部手术耐受差，低于 70% 提示通气功能受损，应考虑为胸部手术禁忌证，警惕出现术后呼吸功能不全。

四、小气道功能监测

小气道是指气道内径在 2 mm 以内的细支气管，即由终末细支气管和呼吸性细支气管组成，其呼吸道阻力仅占气道阻力的 20% 以下。小气道病变早期在临床上多无症状，胸部 X 线检查及常规肺功能监测也基本正常，小气道功能监测有助于慢性阻塞性肺疾病的早期发现和诊断。

五、气道反应性测定

气道反应性（airway responsiveness，AR）是指气道尤其是气管、支气管对各种刺激所产生的收缩反应。在机体功能正常的情况下，气道反应表现较轻微或无反应，当气道处于一种异常敏感的状态时，物理、化学、生物等刺激因素将导致其产生一种过强或过早的反应，此种情况称为气道高反应性。

（史秀宁　杜忠军）

第二节　脉搏血氧饱和度监测

脉搏血氧饱和度（pulse oxygen saturation，SpO_2）是指通过对动脉搏动波形的分析，测定血液在一定的 PO_2 下，氧合血红蛋白占全部血红蛋白的百分比值。成年人 SpO_2 正常值 ≥ 95%。

氧合血红蛋白和还原血红蛋白在可见光和接近红外线的频谱范围内具有不同的吸收特性。还原血红蛋白吸收较多的红外频谱光线，吸入较少的红外频谱光线，氧合血红蛋白反之，这个区别是 SpO_2 测量系统的最基本依据。

SpO_2 监测要点如下。

1. 评估和观察要点

（1）评估患者目前意识状态、吸氧浓度、自理能力及合作程度。

（2）评估患者指（趾）端循环、皮肤完整性及肢体活动情况。

（3）评估周围环境光照条件。

2. 操作要点

（1）准备 SpO_2 监测仪。

（2）协助患者取舒适体位，清洁患者局部皮肤及指（趾）甲。

（3）正确安放传感器于患者手指、足趾或耳郭处，接触良好，松紧度适宜。

（4）调整适当的报警界限。

3. 指导要点

（1）告知患者监测目的、方法及注意事项。

（2）告知患者及家属影响监测效果的因素。

4. 注意事项

（1）SpO_2 监测报警低限设置为 90%，发现异常及时通知医生。

（2）注意休克、体温过低、低血压或使用血管收缩药物、贫血、偏瘫、指甲过长、同侧手臂测量血压、周围环境光照太强、电磁干扰及涂抹指甲油等对监测结果的影响。

（3）注意适时更换传感器的位置，以免皮肤受损或血液循环受阻。

（4）怀疑 CO 中毒的患者不宜使用 SpO_2 监测仪。

（郭小靖　张春阳）

第三节　呼气末二氧化碳监测

呼气末二氧化碳是指呼气终末期呼出的混合肺泡气中的 PCO_2 或含有的二氧化碳浓度值。呼气末二氧化碳分压（partial pressure of end-tidal carbon dioxide，$P_{et}CO_2$）正常值为 30~40 mmHg，略低于动脉血二氧化碳分压（$PaCO_2$），若术中使用腹腔镜，气腹可能造成高 CO_2 血症，引起 $P_{et}CO_2$ 增高。

$P_{et}CO_2$ 监护仪是基于 CO_2 气体仅对波长为 4.26 μm 的红外线才有强烈吸收作用的原理。当传感器发射的红外线穿越采样中间的气体取样室时，室中流经的 CO_2 气体吸收掉一部分红外线能量，经微电脑处理后，显示 $P_{et}CO_2$ 波形及数值（图 3-1）。

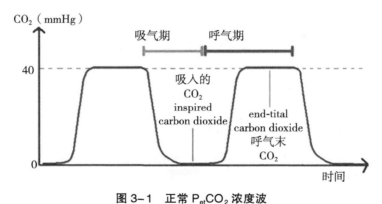

图 3-1　正常 $P_{et}CO_2$ 浓度波

一、监测意义

1. 通气功能监测

无明显心肺疾病患者通气血流比值正常，一定程度上可以反映 $PaCO_2$。机械通气时，可根据 $P_{et}CO_2$ 来调节潮气量，避免出现通气不足或过度，造成高或低碳酸血症。

2. 确定气管位置

呼气末二氧化碳是确定气管导管在气道内的最灵敏、最特异的指标。

3. 及时发现呼吸机的机械故障

如接头脱落、回路漏气、导管扭曲、气道阻塞、活瓣失灵及其他机械故障。

4. 监测体内 CO_2 产量的变化

体温升高、静脉输入大量 $NaHCO_3$、突然松止血带或恶性高热均能使 CO_2 产量增多，$PaCO_2$ 增高。

5. 了解肺泡无效腔量及肺血流量的变化

若 $P_{et}CO_2$ 低于 $PaCO_2$，$P_{et}CO_2$ 增加，或 CO_2 波形斜形上升，说明肺泡无效腔量增加及肺血流减少。休克、心搏骤停及肺梗死，血流减少或停止时，CO_2 迅速为零，CO_2 波形消失。当 $P_{et}CO_2 > 10\,mmHg$ 时，表示肺已有好的血流，但应排除过度通气引起的 $P_{et}CO_2$ 降低。

二、波形监测与处理

（1）P_aCO_2 上升段延长，呼气平台倾斜度增加，此种情况一般为气道不全梗阻呼吸的表现。通过及时调整气管插管位置，确认插管位置正确，解除气道不全梗阻即可得到改善。

（2）吸气基线显著抬高，$P_{et}CO_2$ 异常增高，这可能为钠石灰失效，CO_2 在体内蓄积导致，经更换钠石灰，加大通气量，基线逐渐降至正常水平。

（3）$P_{et}CO_2$ 波形突然消失，可能是因为呼吸机管道脱落，经重新接回脱落的管道，呼吸机运转即可恢复。

（4）$P_{et}CO_2$ 平台突然降低，可能是气管导管部分脱出，患者呼出的 CO_2 只有少量经过探头，表现为 $P_{et}CO_2$ 平台降低需调整气管导管位置，确认插管位置准确，或患者恢复期呼吸基本恢复，拔出导管改面罩给氧。

（5）$P_{et}CO_2$ 增高，峰相变长，见于自主呼吸恢复期，呼吸过缓，SpO_2 值下降，$P_{et}CO_2$ 逐渐增高，可能为残留肌松药对呼吸肌的抑制所致，或大剂量镇静药、镇痛药抑制了呼吸肌，表现为呼吸频率和每分通气量过低。此种情况给予手控辅助呼吸或呼吸机同步呼吸，等待患者自主呼吸恢复，$P_{et}CO_2$ 曲线逐渐转向正常。

（6）$P_{et}CO_2$ 降低，峰相变长，可见于低温引起患者苏醒延迟，低温状态下 CO_2 产量减少，导致 $P_{et}CO_2$ 降低。

三、监测要点

1. 评估和观察要点
（1）评估患者的病情、意识状态及合作程度。
（2）观察患者的呼吸形态、氧合情况及血气分析结果。

2. 操作要点

（1）连接呼气末二氧化碳监测模块与监护仪，正确连接呼气末二氧化碳监测传感器与人工气道。

（2）校正零点，测血压，记录。

3. 指导要点

告知患者及家属监测的目的及配合方法。

4. 注意事项

（1）每次使用前均要对仪器进行零点调定。

（2）使用旁流型二氧化碳监测仪时要用专用的硬质采样管。

（3）连续监测时间过长时，需定时重新调零。

（4）应及时去除二氧化碳监测窗中的冷凝水。

（5）注意影响监测的因素，如二氧化碳产量、肺换气量、肺血流灌注及机械故障。

（史秀宁　付秀云）

第四节　动脉压监测

正常成年人安静状态下的血压范围为收缩压 90~139 mmHg，舒张压 60~89 mmHg，脉压 30~40 mmHg。血压受年龄、性别、体型、环境、情绪等因素的影响，测量方法分为无创血压测量和有创动脉压监测。

一、无创血压测量

1. 评估和观察要点

（1）评估患者病情、体位及合作程度。

（2）评估患者基础血压、治疗、用药情况，观察患者血压变化。

2. 操作要点

（1）取舒适卧位，协助患者露出手臂并伸直，排尽袖带内空气，将袖带缠于上臂，下缘距肘窝 2~3 cm，松紧以放进一指为宜。

（2）测量血压

1）使用台式血压计测量时，使水银柱"0"点与肱动脉、心脏处于同一水平，将听诊器胸件放在肱动脉搏动最强处固定，充气至动脉搏动音消失，再加压使压力升高 20~30 mmHg（2.6~4 kPa），缓慢放气，测得血压数值并记录。

2）使用监测仪测量时，根据患者病情设置血压监测模式、间隔时间、报警上下限，监测血压值并记录。

3. 指导要点

（1）告知患者无创血压测量的目的、意义、注意事项及配合方法。

（2）指导患者居家自我监测血压的方法、药物的作用和不良反应。

4. 注意事项

（1）血压监测应在患者平静时进行，遵循四定的原则：定时间、定体位、定部位、定血压计。

（2）测量时肱动脉与心脏处于同一水平，卧位时平腋中线，坐位时平第四肋。

（3）偏瘫患者选择健侧上臂测量。

（4）测量前需检查血压计的有效性，定期检测、校对血压计。

（5）如发现血压听不清或异常时，应重测：先驱净袖带内空气，使汞柱降至"0"，休息片刻再行测量，必要时作对照复查。

二、有创动脉压监测

有创动脉压监测是将动脉导管置入动脉内直接测量动脉内血压的方法，正常情况下有创动脉血压比无创血压高 2~8 mmHg，危重患者可高 10~30 mmHg。此方法适用于休克、重症疾病、严重周围血管收缩、进行大手术患者，以及有生命危险手术患者的术中和术后监护和其他存在高危情况患者的监护。

（一）动脉内压力图形的识别与分析

1. 正常动脉压波形

正常动脉压波形可分为收缩相和舒张相。主动脉瓣开放和快速射血入主动脉时为收缩相，动脉压波迅速上升至顶峰为收缩压。血流从主动脉到周围动脉，压力波下降，主动脉瓣关闭，直至下次收缩开始，波形下降最低点即为舒张压。动脉压波下降支出现的切迹称重搏切迹（图 3-2）。

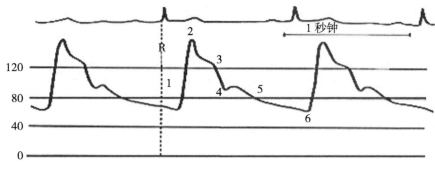

图 3-2　正常动脉压波形

2. 异常动脉压波形（图 3-3）

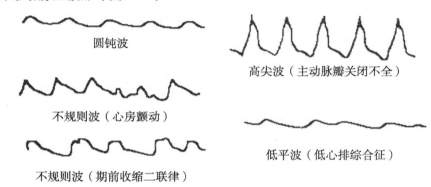

图 3-3　各种异常动脉压波形

（1）圆钝波：顶峰圆钝，重搏切迹不明显，见于心肌收缩功能低落或血容量不足。

（2）不规则波：波幅大小不等，期前收缩波低平，见于心律失常患者。

（3）高尖波：波幅高耸，重搏切迹不明显，舒张压低，脉压宽，见于高血压及主动脉瓣关闭不全。下降支缓慢、坡度较大，舒张压偏高，见主动脉瓣狭窄者。

（4）低平波：上升缓慢、下降支缓慢，波幅低平，严重低血压，见于低血压休克和低心排血量。

（二）有创动脉压监测的并发症

（1）血栓：血栓形成发生率为 20%~50%，手部缺血坏死发生率 < 1%。

（2）空气栓塞。

（3）渗血、出血和血肿。

（4）局部或全身感染：动脉置管留置时间越长，感染风险越大。

（三）有创动脉压监测要点

1. 评估和观察要点

（1）评估患者病情、体位、自理能力及合作程度。

（2）评估动脉搏动情况及侧支循环情况。

2. 操作要点

（1）备齐用物，将配好的肝素盐水置于加压袋中，连接一次性压力套装，加压袋充气加压至 300 mmHg，排气备用。

（2）动脉置管成功后妥善固定，肝素盐水冲洗管路，调整监护仪至动脉血压监测。

（3）患者取平卧位，将传感器置于腋中线第四肋间（同右心房水平）平齐的位置，调整测压零点后开始持续监测。

（4）动态观察患者血压、压力波形，并准确记录。

3. 指导要点

（1）告知患者监测的目的及注意事项，取得患者的配合。

（2）指导患者保护动脉穿刺部位，防止导管移动或脱出。

4. 注意事项

（1）患者体位改变时，应重新调试零点，传感器的高度应在左心室水平。对监测数据、波形有异议时随时调零。

（2）避免测压管路导管受压或扭曲，保持管路连接紧密、通畅。

（3）经测压管抽取动脉血后，应立即用肝素盐水进行快速冲洗，保持加压袋压力在 300 mmHg。

（4）在调整测压零点、取血等操作过程中严防气体进入动脉血管内。

（5）观察并记录动脉置管远端肢体血运及皮温情况。

（6）监护仪波形显示异常时，及时查找原因并处理。

（7）在桡动脉穿刺前一般需行 Allen 试验，检查手部的血液供应、桡动脉与尺动脉之间的吻合情况。

Allen 试验方法：术者用手指用力压迫桡动脉或尺动脉，嘱患者反复用力握拳和张开手指 5~7 次至手掌变白。松开对尺动脉的压迫，继续保持压迫桡动脉，观察手掌颜色变化。10 秒内手掌恢复正常颜色为 Allen 试验阴性，表明尺动脉有足够的侧支循环。若 10 秒内手掌不能恢复正常颜色为 Allen 试验阳性，表明侧支循环差。

（吕宝娇　王明芳）

第五节　中心静脉压监测

中心静脉压（central venous pressure，CVP）是指右心房或靠近右心房的上、下腔静脉的压力，正常值为 4~12 cmH$_2$O。穿刺血管一般包括颈内静脉、颈外静脉、锁骨下静脉及股静脉。

中心静脉压与补液的关系见表 3-1。

表 3-1　中心静脉压与补液的关系

中心静脉压	血压	临床意义	处理方法
低	低	血容量不足	充分补夜
低	正常	血容量轻度不足	适当补液
高	低	心功能不全/容量相对过多	强心，舒张血管
高	正常	容量血管收缩	舒张血管
正常	低	心功能不全或容量相对不足	补液实验

一、中心静脉压监测的适应证和禁忌证

1. 适应证：①监测中心静脉压；②肺动脉导管置入和监测；③经静脉心内起搏；④临时血液透析；⑤注射药物；⑥快速输注液体；⑦营养通路；⑧抽吸气栓；⑨外周血管条件差；⑩反复血液采样。

2. 禁忌证：①穿刺点有皮肤感染；②凝血功能严重异常（如血小板计数＜ 50 × 10^9/L）。

二、中心静脉穿刺的并发症

（一）感染

中心静脉置管感染率为 2%~10%，临床可表现为高热、寒战，甚至败血症。血栓性静脉炎多发生于经外周静脉置管的患者。插管处皮肤伤口每日换药 1 次，并保持局部清洁干燥，操作过程中应严格遵守无菌技术，加强护理。长期置管者，应选用特殊材料的导管，部分导管可埋藏在皮下。

（二）心律失常

心律失常是中心静脉穿刺过程中较常见的并发症，主要原因为导丝或导管置入过深，所以应避免导丝或导管插入过深，并防止体位变化所致导管移位，操作过程应持续ECG监测，出现心律失常时可将导管退出1~2 cm。

（三）出血和血肿

颈内静脉穿刺时有穿破颈动脉、椎动脉或锁骨下动脉而形成局部血肿的可能，锁骨下动脉穿破时可出现纵隔血肿、血胸或心脏压塞等。

（四）气胸和血胸

气胸和血胸主要由锁骨下静脉穿刺时损伤胸膜引起，穿刺后常规听诊双肺呼吸音、监测脉搏血氧饱和度有助于早期诊断。胸部X线可确诊。

（五）气体栓塞

中心静脉在吸气时可能形成负压，穿刺过程中，更换输液器、导管或接头脱开时，尤其是头高半卧位时，容易出现气体栓塞。预防方法：穿刺和更换输液器时应取头低位，使中心静脉不与空气相通且开口尽量低于心脏水平，避免深呼吸和咳嗽，导管或接头脱开时应立即接上或暂时堵住。

（六）血栓形成和栓塞

多见于长期置管和静脉高营养的患者，血栓形成的发生率高达30%~80%，此时应注意保持液体持续输注和定期用肝素生理盐水冲管。

三、中心静脉压监测要点

1. 评估和观察要点

（1）评估患者的病情、合作程度、体位及凝血状况。

（2）评估患者中心静脉置管是否通畅、置管深度、穿刺部位的皮肤情况。

2. 操作要点

（1）备齐用物，配制肝素盐水，加压袋充气加压至300 mmHg左右，注意排尽管道内气体。

（2）操作前先连接测压系统，用压力导线连接压力套装与监护仪，设定CVP监测的数据与波形的参数。

（3）连接压力套装与中心静脉导管，与置入最远端的一腔（标有"distal"的一腔）

相连接。

（4）患者取平卧位，将传感器置于腋中线第四肋间（同右心房水平），校正零点，测量，记录。

3. 指导要点

告知患者监测中心静脉压的目的、方法和注意事项，取得患者配合。

4. 注意事项

（1）保持测压管道的通畅，避免打折扭曲。导管阻塞是放置中心静脉置管后常见的并发症之一，其可能原因包括①未按时封管或封管方法不当；②患者的血液呈高凝状态；③输注特殊药物过程中（如乳剂、甘露醇、化疗药等）突然终止或体位不当引起导管血液回流，导致导管内血液凝集形成血栓；④药物沉淀物，使用非配伍药物时未彻底用生理盐水冲洗，致药物沉淀阻塞导管。

（2）每天检查穿刺部位皮肤有无红肿、脓性分泌物，定期更换敷料、管路、压力套装和冲洗液。

（3）选择标准的测压零点，传感器置于腋中线第四肋间（同右心房水平），每次测压前均应校正压力传感器零点。

（4）中心静脉测压通路应避免输注血管活性药物，以防引起血压波动。

（5）影响中心静脉压数值的常见因素：①患者体位；②机械通气，当使用吸气正压通气或呼气末正压通气时，胸膜腔内压增高，会影响中心静脉压值，测压时可根据病情暂时脱开呼吸机；③引起腹内压变化的因素如咳嗽、吸痰、呕吐、躁动不安等均影响中心静脉压值，应安静 10~15 分钟后再行测量。

（6）观察有无心律失常、出血和血肿、气胸、血管损伤等并发症的出现，股静脉插管时，注意观察置管侧下肢有无肿胀、静脉回流受阻等下肢静脉栓塞的表现。

（王佳佳　石玉玲）

第六节　麻醉深度监测

麻醉深度监测指全身麻醉期间（尤其是应用肌松药后）对麻醉深度的评估，应注意控制麻醉药最佳有效剂量，以减少并发症和术中知晓的发生率。

一、麻醉深度的临床判断

（一）呼吸系统

潮气量、呼吸模式和节律变化能反映未用肌松药的患者麻醉适当与否，呃逆和支气管痉挛常因麻醉过浅导致，但要完全抑制需相当深的麻醉。呼吸系统表现主要受肌松药和呼吸疾病的影响。

（二）心血管系统

血压和心率一般随麻醉加深而下降（氯胺酮和环丙烷例外），其往往是麻醉药、手术刺激、肌松药、原有疾病、其他用药、失血、输血和输液等多因素综合作用的结果。尽管影响因素众多，但血压和心率仍不失为临床麻醉最基本的监测体征之一。心输出量可随血压、心率的变化而变化，也可通过周围灌注情况和伤口毛细血管渗血情况估计。心脏听诊可了解心音强弱，逐次心跳间期的微小变异在麻醉中减少，但心率指标可能与麻醉药引起的传导改变相混淆。

（三）眼部表现

麻醉深度适当时瞳孔中等偏小，麻醉过浅和过深均使瞳孔扩大，吸入性麻醉药过量可使瞳孔不规则，吗啡可使瞳孔缩小，抗胆碱能药可使瞳孔扩大。瞳孔对光反射存在是麻醉偏浅的特征，大多数吸入性麻醉药达 2 MAC 时都可抑制瞳孔对光反射。浅麻醉时可有眼球运动，深麻醉时眼球固定。较浅的麻醉时眼睑反射即可消失，交感神经兴奋过度时使上睑提肌中的平滑肌部分收缩，使眼睑回缩。浅麻醉下疼痛和呼吸道刺激可引起流泪反射。眼部表现受肌松药、眼病和眼部用药等因素影响。

（四）皮肤体征

皮肤颜色、灌注和温度可反映心血管功能和氧合情况。汗腺由交感神经支配（节后纤维为胆碱能），浅麻醉时交感神经兴奋，出汗增多，但大多数挥发性麻醉药不常伴出汗；而麻醉性镇痛药如 N_2O 常易出汗，因为麻醉性镇痛药有不同程度的发汗作用。出汗部位以颜面部和手掌多见，但也不限于这些部位，抗胆碱能药物、环境温度湿度都与出汗有关。

（五）消化道体征

吸入性麻醉较浅时可出现吞咽和呕吐，气管插管的患者可见吞咽或咀嚼；食管运动也与麻醉剂量有关；肠鸣音随麻醉加深而进行性抑制；唾液和其他分泌液亦随麻醉加深而进行性抑制。消化道体征受肌松药、消化道疾病、抗胆碱能药物和自主神经系统疾病的影响。

（六）骨骼肌反应

一般认为，患者对手术刺激的活动反应是判断麻醉是否适当的重要指征之一。如 MAC 切皮即是以切皮为标准刺激的 MAC。MAC 的概念还扩展到其他的临床目的或刺激。

二、麻醉深度的电生理监测

（一）双频谱脑电图

双频谱脑电图（bispectral index，BIS）是以脑电来判断镇静水平和监测麻醉深度的较为准确的一种方法，目前在临床广泛应用。它可反映大脑皮质的兴奋或抑制状态，与镇静、意识、记忆有高度关联，与正常生理睡眠密切相关。

1. 原理

BIS 是在脑电功率谱分析的基础上，通过测定脑电图的线性部分（包括频率和功率）和非线性部分（包括位相和谐波）得出的参数。其分析的信息包括爆发脑电抑制、常用麻醉药的脑电图变化、通过结合大量的麻醉患者和志愿者的临床反应（如体动、血流动力学变化、药物浓度）和脑电图而得出的有价值的结果及通过傅立叶分析产生的最理想的脑电可利用成分。BIS 各段数值的意义为 100~85：清醒；85~65：镇静；65~40：合适的全麻深度；40~30：深度睡眠；30~0：脑电爆发性抑制。

2. 临床应用

目前公开发表的有关 BIS 的临床研究已经超过 200 个。这些研究从不同方面对其应用价值进行了探讨。

（1）意识水平：总体上讲，BIS 是预测意识水平的有效方法，可以减少麻醉时镇静不足和过度镇静情况的发生。BIS 预测意识水平有药物特异性：催眠作用强的麻醉药，如异丙酚、硫喷妥钠、咪达唑仑等使 BIS 显著降低；吸入性麻醉药使 BIS 中度降低；N_2O 对 BIS 值无显著影响；氯胺酮对 BIS 的影响较小。

（2）对伤害性刺激的体动反应：BIS 在预测患者对伤害性刺激的体动反应方面有一定的价值，这与所实施的麻醉方案有关，即对预测异丙酚和异氟醚麻醉的体动反应有一定帮助，但是不能预测阿片药与体动反应之间的关系。

（3）术中知晓和回忆：BIS 监测有助于减少术中知晓的发生，但并不能完全避免。目前为止，有超过 100 万例手术患者应用 BIS 监测术中知晓的发生情况。结果显示术中知晓的发生率为 0.003%，这其中有 50% 的患者 BIS 数值超过 65。没有一个单一的 BIS 数值能保证所有患者在所有的情况下都不发生术中知晓，即使 BIS 的数值在 50 以下，仍然不能完全避免术中知晓的发生。但是，从整体上讲，在 BIS 值低于 70 时，患者有外显记忆的发生率是很低的；在 60 以下时，患者很少存在意识。

（4）其他：用 BIS 持续测量麻醉药的作用可以对每个患者给予更理想化的给药。一些大的多中心研究表明，以 BIS 为参考用药时，麻醉药的用量显著减少，患者从麻醉中苏醒和恢复的速度非常快。BIS 也可以监测麻醉状态下的脑损伤，在颈动脉夹闭或低心输出量的情况下 BIS 值显著降低，还能监测 ICU 患者的意识状态，与 Apache 和 Glasgow 评分的相关性良好。

3. 双频谱脑电图监测的局限性

（1）信号干扰：肌电图信号、起搏器、电刀、电凝等设备会对 EEG 信号造成干扰，从而导致 BIS 数值估算错误。

（2）特殊情形：体温每降低 1℃，BIS 就会降低 1.12。对有神经系统疾病的患者，BIS 值与意识水平的关系不是非常明确，如癫痫发作后应用电休克疗法，BIS 可以意外降低或升高。

（3）儿科患者：麻醉时 BIS 与年龄的关系尚不明确，成年人 BIS 的数值可能不适用于小儿。

（二）听觉诱发电位

听觉诱发电位（auditory evoked potential，AEP）是指给予声音刺激时在头皮上记录到的由听觉神经通路所产生的电位。

1. 听觉诱发电位的原理

听觉是麻醉时最后消失的一个感觉，也是清醒时最先恢复的一个感觉，其被麻醉药抑制是一渐变过程而非突然消失。AEP 是听觉系统在接受声音刺激后，从耳蜗毛细胞至各级中枢产生的相应电活动，听觉诱发电位指数（AEP index）能反映皮层兴奋或抑制状态，可用于监测麻醉的镇静成分还能反映大脑皮质下的脑电活动，因而可以在一定程度上监测伤害性刺激引起的疼痛和体动等的变化。

2. 听觉诱发电位指数的临床意义

AEP index 的数值也为 0~100，但与 BIS 不同：60~100 为清醒状态；40~60 为睡眠

状态；30~40 为浅麻醉状态；< 30 为临床麻醉状态；AEP index 约为 45.5 时，50% 患者发生体动；AEP index < 33 时，发生体动的可能性小于 5%。

AEP index 的优点：使麻醉的维持更为平稳；减少麻醉药的用量；确保患者术中无知晓、术后无记忆；可更准确地判断意识的有无；可瞬时监测麻醉深度变化。

AEP index 的局限性：AEP index 对使用环境的要求较高，由于诱发电位弱，易受干扰，且不适用于听力障碍的患者，临床应用受限制。

（张　曼　徐丽智）

第七节　体温监测

正常的体温是机体进行新陈代谢和正常生命活动的必要条件。人体体温分为表层体温和深部体温，表层体温不稳定，临床所说的体温是指机体深部的平均温度，常用直肠温度和腋窝温度表示。直肠温度正常值为 36.9~37.9 ℃，易受下肢温度影响；腋窝温度平均比直肠温度低 0.7 ℃，易受环境温度、出汗和测量姿势影响；鼻咽温度比直肠温度低 0.2~0.3 ℃。

一、围手术期体温变化的因素

人的体温变化可受到许多外界因素的影响，如气候与环境的改变、感染、药物、输血与补液、低温麻醉、开胸与剖腹手术野热量的散失、体外循环手术时的降温与升温措施等。

（一）患者自身情况

1. 年龄

早产儿与低体重新生儿因体温调节中枢尚未发育完全，调节体温的能力差，体温易受环境温度影响而变化；儿童由于代谢率高，体温可略高于成年人；老年人体温调节功能较差，其原因包括肌肉变薄、体表面积/体重增大、皮肤血管收缩反应能力降低及心血管储备功能低下等，加之活动量减少，因此体温偏低。

2. 性别

一般来说，女性体温比男性高约 0.3℃，并且女性的基础体温可随月经期变化。

3. 病理状态

患者自身的某些疾病可引起手术期间体温变化，如严重感染、败血症、甲状腺功能亢进、恶性高热、脑损伤、嗜铬细胞瘤急性发作等常引起体温升高；甲状腺功能低下、肝移植手术无肝期或移植阶段等常引起体温下降。

4. 其他

饥饿、禁食时，体温会下降，进食后体温可升高。剧烈运动时，骨骼肌紧张并强烈收缩，致使产热量增加，体温升高。情绪激动、精神紧张时可使交感神经兴奋，促使肾上腺素和甲状腺素释放增多，加快代谢速度，增加产热量，从而使体温升高。

（二）麻醉方法和各种手术操作对体温的影响

1. 全身麻醉

全麻患者的中枢体温调节功能降低，体温调节的阈值改变，中心温度一般于麻醉诱导后第一个小时明显降低，然后缓慢下降。

2. 区域阻滞区

区域阻滞麻醉中，由于阻滞区内肌肉松弛使热量生成减少，血管扩张使热量丢失增加，会导致体温下降。体热的丧失与阻滞区血管扩张、寒战反应消失有关，而在非阻滞区仍可出现血管收缩和寒战反应，故机体中心温度降低的程度与阻滞区域的范围有关。

3. 麻醉和手术操作

围手术期冷消毒液广泛消毒皮肤、胸腹腔冷液体冲洗、术野所用湿敷料温度太低、静脉大量输入冷血、冷液、低温麻醉体温控制失当、长时间使用开放麻醉装置或机械呼吸并吸入干冷的气体、胸腹腔大手术、术野面积大且长时间裸露、患者身体潮湿或接触潮湿被单等，均可通过传导、对流、蒸发等方式使体热不同程度的丢失而导致患者体温下降。

麻醉机呼吸活瓣失灵导致二氧化碳复吸过多并在体内蓄积、输血输液反应、手术冗长且体表被布类敷料覆盖过厚、采用保温措施（变温器、热温毯、辐射热、光照射等）失当等均可使患者体温升高。手术中骨水泥的使用亦可使部分患者体温有所上升。

（三）药物

麻醉期间许多药物都或多或少以不同的方式影响体温，其作用途径一般如下。

（1）抑制下丘脑下部的体温调节中枢。

（2）改变骨骼肌张力。

（3）干扰散热过程。

（4）影响糖、脂肪的分解和代谢。

（四）环境温度

麻醉期间尤其是全麻状态下，体温调节中枢功能减弱，体温易受外界环境温度的影响。

当室温＞32℃时，手术时间超过3小时的全麻成年患者，有75%~85%体温可升至38℃以上。反之，室温过低时，如果裸露面积大，将使体热散失过多，导致体温下降。

二、体温变化对机体的主要影响

（一）高热的影响

1.代谢

体温升高使机体代谢及氧耗量增加，氧耗量大于氧供量致相对性缺氧，二氧化碳产生增多，出现代谢性酸中毒及高碳酸血症。持续高热时，出汗增多、呼吸道及手术野水分蒸发加剧、葡萄糖代谢加速，可伴有脱水、电解质失衡和低血糖。

2.心血管系统

心动过速会导致心脏负荷增加，酸中毒抑制心肌收缩力，降低心血管系统对儿茶酚胺的敏感性，合并血容量不足或心功能不全时，易致循环衰竭。

3.呼吸系统

动脉血氧分压（PaO_2）降低，$PaCO_2$增高，酸中毒刺激颈动脉体和主动脉体化学感受器，致使呼吸深大，增加呼吸做功。

4.中枢神经系统

脑组织耗氧剧增，继发脑缺氧、脑水肿。表现出谵妄、烦躁、幻觉、惊厥等兴奋状态或嗜睡、淡漠甚至昏迷等抑制状态。

5.其他

高热时，肝、肾负荷增大，若持续严重高热，代谢消耗会导致细胞通透性增加，出现全身性水肿。病情发展至后期可出现心力衰竭、肾衰竭、弥散性血管内凝血或脑疝等。

（二）低温的影响

1.代谢

低温使代谢及氧耗量降低，去甲肾上腺素分泌增多，刺激β-肾上腺素能神经支配的棕色脂肪代谢加快，非寒战性产热增加。低温时机体代谢、肝肾功能和中枢神经系统功能降低，肝药物代谢酶的活性减退，药物与血浆蛋白的结合改变，某些麻醉药与其特殊受体的亲和力改变，相对小剂量的药物即可致较深度的麻醉，尤其是小儿对麻醉药耐量明显降低。因此，低温状态下，用药应酌情减量。

2. 心血管系统

体温下降初期，人体对寒冷的调节反应可使心率加快，伴有心输出量和氧耗增加。随着温度下降，低温抑制心脏传导系统，增加心肌应激性。

3. 呼吸系统

体温下降初期，人体对寒冷的调节反应可使呼吸增强。随着体温进一步下降，代谢减低，低温对中枢可产生抑制作用，使呼吸变浅变慢。低温还可使支气管扩张，解剖无效腔增加，氧解离曲线左移。

4. 中枢神经系统

低温对中枢神经系统有直接抑制作用，可使脑代谢下降，各部位活动降低，表现为脑血流减少、脑体积缩小、脑脊液生成减少、脑脊液压力减低、颅内压下降。

5. 其他

低温时肝的解毒功能和肾的滤过及重吸收功能均受到抑制；垂体、肾上腺对创伤的反应减弱；血液浓缩，血液黏稠度增高，出、凝血时间延长，血小板和纤维蛋白原减少，血管收缩不良。

三、常见体温监测技术及部位

（一）各种常用测温仪器
1. 玻璃汞柱式体温计

玻璃汞柱式体温计是临床上最常用的体温计。此种体温计由装有汞的真空毛细玻璃管制成，分为口表、肛表和腋表三种。

2. 电子体温计

电子体温计由电子感温器及显示器等部件组成，采用电子感温探头来测量体温，测得的体温可直接由数字显示器显示，测温迅速，是临床麻醉常用的方法。

（二）测量体温的部位及方法
1. 食管温度

自口或鼻将测温头送至食管下 1/3 处（相当于心脏后面）进行监测。常用于体外循环心脏手术时的温度监测，对观察人工降温和复温过程是否恰当有实际意义。食管有损伤或食管静脉曲张的患者，应禁忌食管测温。

2. 直肠温度

将测温头经肛门送入直肠，深度超过 10 cm，进行测温。

3. 鼻咽温度

测温头放于鼻咽深部，所测温度接近脑温。人工降温时，可迅速反映体温变化。

4. 鼓膜温度

需使用特制的专用测温头，从外耳道轻柔边旋转边进入直至接近鼓膜为止。

5. 气管温度

全麻患者气管内插入特制的、套囊内壁装有温度传感器的气管导管，麻醉期间可行气管内温度监测。

6. 膀胱温度

将尖端带温度传感器的气囊导尿管插入膀胱进行监测，用于上腹部大手术或开胸手术。

7. 腋窝温度

测温头放于腋下，所测体温为体表温度，为传统常用的测温方法。

8. 周围皮肤温度

尤其是拇指（或足趾）皮温是常用于评定周围循环状态的指标。

9. 口腔温度

常用玻璃管汞体温计做间断测温，适用于病房，常测舌下温度。

（三）体温监测的护理

（1）测温部位应妥善固定，以利于观察体温变化。

（2）腹部、直肠或肛门术后、心肌梗死患者不宜测肛温。

（3）维持手术室的温度在 23~25 ℃，相对湿度为 60%~70%。

（4）腹部手术、胸腔手术术中进行体温监测，力求维持体温在 37 ℃ ± 0.2 ℃。

（5）术中应预防热量丢失，冲洗体腔的生理盐水应加温，特别是冬季、手术时间长、输液、输血量大的患者。

四、预防和控制低体温

（一）术前评估和预热

术前根据患者的病情、年龄、手术种类、胸腹腔内脏暴露的面积、手术时间及皮肤的完整性等因素来评估手术期间是否有体温下降的可能及下降的程度，并制订保温措施：①合适的手术室温度；②变温毯；③输注液体和冲洗液加温。

（二）体表加温

由于代谢产生的热量大部分是通过皮肤丢失，因此有效的体表保温方法可降低皮肤热量的丢失，包括①红外线辐射器；②变温毯；③压力空气加热器。

（三）输入液体加温

通常应用输液或输血加温器对液体进行40℃左右的加热，但手术中大量输液输血时，输注速度过快，因此加温效果有限。

积极的低温预防可缓解麻醉手术后的第一时相核心温度下降趋势，降低中心到外周组织的温度梯度，而不增高中心组织温度。

五、体温升高的防治

（1）连续监测体温：围手术期监测体温能及时了解病情变化，以便及时采取措施，防患于未然。对于小儿、老年人、休克、危重患者等体温调节功能低下者及术前高热、体外循环手术者，监测体温能及早发现体温变化，及早处理。

（2）术前根据患者的年龄、病情、麻醉方式和麻醉用药，正确选择抗胆碱能药物。

（3）手术室合适的温度和湿度：随着手术室空调设备的配置，即使在夏天也可以维持室温在23~25℃，相对湿度为60%~70%，以预防因室温升高而导致的体温过高。

（4）麻醉诱导及维持力求平稳，维持正常的循环和呼吸功能，避免缺氧和二氧化碳蓄积。

（5）手术中胸腹腔的各种冲洗液、输血输液及吸入的气体加温应适度，避免医源性体温升高。

（6）一旦发生高热可用物理方法如冰袋放置于大血管处、头部冰帽降温及75%乙醇擦浴等有效地控制体温的升高。

（刘　芳　王　相　宋晓燕）

第八节　心电图监测

心电监护是通过显示屏连续观察监测心脏电活动情况的一种无创的监测方法，可实时观察病情，提供可靠的有价值的心电活动指标，并指导实时处理，因此对于有心电活动异常，如急性心肌梗死、各种心律失常等的患者有重要使用价值。

一、心电监测要点

1. 评估和观察要点
（1）评估患者病情、意识状态、合作程度及胸部皮肤情况。
（2）观察并记录心率和心律变化。
（3）观察心电图波形变化，及时处理异常情况。

2. 操作要点
（1）根据患者病情，取平卧位或半卧位，将电极片贴于患者胸部正确位置。
（2）选择恰当导联，调节波幅，设置监测指标的报警界限。

3. 指导要点
（1）告知患者心电监测的目的、配合事项，以取得合作。
（2）指导患者不要自行移动或者摘除电极片，若出现皮肤瘙痒、疼痛等情况，应及时向医护人员说明。

4. 注意事项
（1）放置电极片时，应避开伤口、瘢痕、中心静脉置管、起搏器及电除颤时电极板的放置部位。
（2）密切监测患者异常心电波形，排除各种干扰和电极脱落，及时通知医生处理；带有起搏器的患者要区别其正常心律与起搏心律。
（3）定期更换电极片及其粘贴位置。电极板放置部位应能满足以下条件：①P波清晰、明显（如为窦性心律）；②QRS波振幅要清晰并达到一定幅度，以触发心率计数和报警；③不妨碍抢救操作（如电除颤等）。
（4）心电监护不具有诊断意义，如需更详细了解心电图变化，需做常规导联心电图。

二、监护电极常见故障

1. 肌电信号干扰
患者因紧张、寒冷引起的肌肉颤抖可造成肌电信号干扰，尤其当电极安放在胸壁肌肉较多的部位时。

2. 基线飘移可能

原因为电极固定不良、患者活动或呼吸的干扰。

3. 严重的交流电干扰

常见原因为电极脱落、导线断裂、导电糊干涸及电热毯等机器的干扰等。心电图特点为基线上出现规律的、50~60 次/秒的纤细波形。

4. 心电波形振幅低

可能原因为正负电极间距离太近或两个电极之一恰好在心肌梗死部位的体表投射区。

三、围手术期常见心律失常和心肌缺血心电图特点

（一）正常心电图

1. 诊断要点

（1）成年人心率为 60~100 次/分，基本整齐。

（2）心电图上 P 波规律出现，P 波在 I 、 II 、 III 、aVF、V_5 导联上直立；在 aVR 导联上倒置。

（3）P-R 间期 0.12~0.20 s。

（4）同一导联上 P-P 间距相差 < 0.12 s。

2. 正常心电图及主要波段的含义（图 3-4）

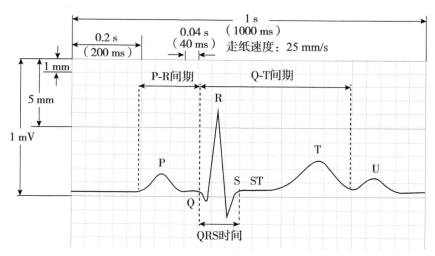

图 3-4　正常心电图各主要波段的测量和含义

（1）P波：心房（肌）除极时产生的心电波。①通常P波的前半部代表右心房除极，中部代表右心房、左心房共同除极，后半部代表左心房除极。正常P波的宽度≤0.11 s，表示左右心房除极所需的时间。②P波的高度（幅度、电压）与心房肌的多少（厚薄）有关，正常情况下在肢体导联≤0.25 mV，在胸壁导联≤0.15 mV。

（2）P-R间期：P波起点至QRS波起点间距，也可称为P-Q间期。P-R间期主要是电激动经房室传导系统下传，尤其是经由房室交界区时传导延缓产生的。正常P-R间期为0.12~0.20 s。

（3）QRS波：心室（肌）除极时产生的心电波。①QRS波群的宽度（时间）即QRS波群起止点间距，表示整个心室除极所花的时间。正常QRS波宽≤0.12 s，通常为0.06~0.08 s。②QRS波群的高度（幅度、电压）与心室肌的多少（厚薄）有关，因此QRS波群的高度有时可以反映有无心室肥大。正常V_1导联呈rS型QRS波，且r波幅度不应超过1.0 mV。

（4）ST段：QRS波群终末点（称J点）至T波起点间距。ST段有无抬高或压低，多以J点后80 ms处为测量点。任何导联ST段均不能压低超过0.05 mV；V_1~V_3导联ST段抬高≤0.3 mV，余导联ST段抬高均不能超过0.1 mV。ST段的升高或压低在诊断有无心肌缺血、心肌梗死、电解质紊乱中有重要意义。

（5）T波：代表心室复极。观察T波的方向、形态和高度的改变与观察ST段的变化作用相似。

（6）U波：倒置的U波被认为是冠脉左主干或前降支梗阻的可靠依据，方向与T波一致。

（7）Q-T间期：QRS波起点至T波终点间距，不能把U波计算在内，不超过0.44 s。

（8）P-J间期：P波起点至QRS波群终点间距。在鉴别间歇性预激综合征与舒张晚期（晚发性、不那么提早的）室性期前收缩及间歇性束支阻滞时有特殊价值。

（二）快速型心律失常

1.窦性心动过速

（1）病因：术中、术后常见的心律失常。原因很多，如患者精神紧张、疼痛、麻醉不够深、低血容量、低氧血症、CO_2蓄积、发热、甲状腺功能亢进、心功能不全及麻醉用药影响等。

（2）心电图诊断要点：①成年人心率>100次/分；②心律规则；③P波规律，Ⅱ、Ⅲ及aVF导联P波直立。

2.期前收缩

（1）病因：期前收缩是最常见的心律失常，有房性、交界区性和室性三种。手术中常见的诱因有：①内、外源性儿茶酚胺的刺激；②麻醉药的影响；③过度通气；④洋地黄药物过量；⑤心肌缺血；⑥电解质紊乱，如低血钾等。

（2）心电图诊断要点

1）房性期前收缩：①提前出现的 P'-QRS-T 波群，P' 波形态与窦性 P 波不同；② P'-R ≥ 0.12 s；③P' 波后紧跟着的 QRS-T 波可正常或畸形，出现畸形的 QRS-T 波时称房性期前收缩伴室内差异性传导，如 P' 波后无 QRS-T 波称未下传性房性期前收缩。同一导联出现两种或两种以上不同形态的 P' 波称多源性房性期前收缩；④代偿间期不完全（图 3-5）。

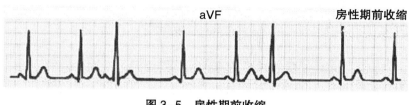

图 3-5　房性期前收缩

2）交界性期前收缩：诊断要点为：①提前出现的 QRS 波基本正常，当有室内差异性传导时亦可增宽；② P-R 间期：如 P 波出现于 QRS 波前，P-R 间期常 < 0.12 s，但亦可延长，甚至出现完全性传导阻滞；③代偿间歇可完全或不完全（图 3-6）。

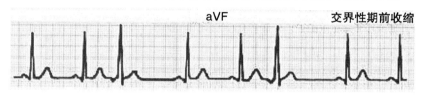

图 3-6　交界性期前收缩

3）室性期前收缩：诊断要点为：① QRS 波宽大畸形且提前出现，时限 > 0.12 s，ST 段和 T 波与 QRS 波相反；② QRS 波群前后无相关 P 波；③代偿间期多完全（图 3-7）。

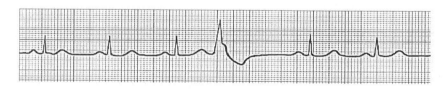

图 3-7　室性期前收缩

当室性期前收缩的发生时间正好落在前一个搏动的 T 波上时，称 R-on-T 现象（图 3-8），极易诱发室颤；当室性期前收缩由心室内多个兴奋灶发生时，其配对时间不固定，QRS 波的形态亦各异，称多源性期前收缩（图 3-9）；每间隔一个正常搏动出现一个室性期前收缩称室性二联律（图 3-10），一个正常搏动两个室性期前收缩称室性三联律（图 3-11）。

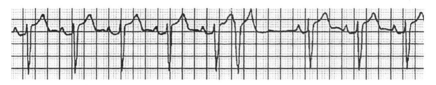

图 3-8   R-on-T 现象

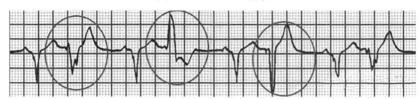

图 3-9   多源性期前收缩

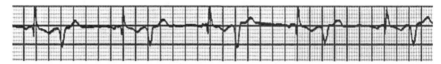

图 3-10   室性二联律

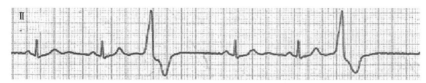

图 3-11   室性三联律

3. 心动过速

（1）病因：常见于风湿性心脏病、预激综合征、洋地黄中毒、低血钾、心力衰竭。

（2）心电图诊断要点：临床上心动过速分为阵发性室上性心动过速和室性心动过速。

1）阵发性室上性心动过速：①心电图连续出现 3 个或 3 个以上的快速搏动；②心律规则；③心率多在 160~220 次 / 分；④心电图上若有 P 波再现，则 P 波形态多与窦性心律不同，P-P 间期＞ 0.12 s 为房性心动过速，＜ 0.12 s 为交界性心动过速，但大部分患者由于 P 波与前一个心动周期的 T 波重叠，因此不易分辨；⑤ QRS 波群形态多正常；⑥发作时或发作后短期内可出现 S-T 段下降，T 波低平或倒置（图 3-12）。

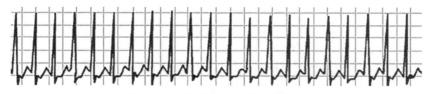

图 3-12   阵发性室上性心动过速

2）室性心动过速：连续出现 3 个或 3 个以上的室性期前收缩，且心率＞ 100 次 /

分时，称室性心动过速（图 3-13）。

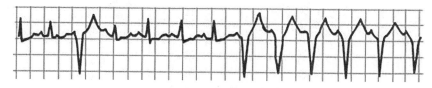

图 3-13　室性心动过速

心电图诊断要点：①房室分离、心室夺获和室性融合波；② QRS > 0.14 s；③电轴显著左偏或显著右偏；④ V_1 或 V_6 导联 QRS 波形态为单相或双相波多为室速，而三相波多为室上速伴差异传导。

2008 年 Vereckei 等再次提出单用 aVR 导联鉴别宽 QRS 波心动过速的最新 4 步诊断法，具体方法是：①如果宽 QRS 波群起始为 R 波，诊断为室速；②如果宽 QRS 波群起始为 r 波或 q 波，其时限 > 0.04 s，诊断为室速；③宽 QRS 波群呈 QS 型，且前支有顿挫，诊断为室速；④如果 Vi / Vt < 1，诊断为室性心动过速。否则为室上性心动过速伴束支阻滞或差异性传导。

4. 心房颤动、心房扑动

（1）病因：风湿性心脏病、二尖瓣病变、高血压性心脏病、冠心病、脓胸、胸膜浸润、低温和手术刺激等。除上述原因外，颅内手术刺激、脑膜牵拉、休克等亦可导致患者出现房扑。

（2）心电图诊断要点：连续 3 次以上的期前收缩形成心动过速，频率多在 150~250 次 / 分。房扑和房颤也属于期前收缩（性质）的心律失常，它们表现为频率更高，扑动的频率达 250~350 次 / 分，颤动的频率高达 350~600 次 / 分。

1）心房颤动：① P 波消失，代之为形态、振幅、间期完全不一的房颤波（f 波），频率为 350~600 次 / 分；②心室率绝对不齐；③伴室内差异传导时，下传的心室搏动 QRS 波正常或宽大；④伴二度房室阻滞时，可出现不同程度的房室交界性或室性逸搏；⑤伴三度房室阻滞时，心室率可出现非阵发性结性心动过速，或非阵发性室性心动过速，也可表现为阵发性或非阵发性室性心动过速、室性逸搏心律而使 QRS 波宽大畸形；⑥伴发预激综合征时常为阵发性，心室率较快，> 200 次 / 分，节律完全不规则，QRS 波群可正常，也可宽大畸形（图 3-14）。

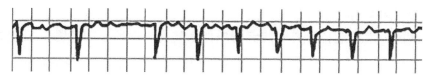

图 3-14　心房颤动

2）心房扑动：①P波消失，代之为大小、形态相同，快速连续的锯齿样扑动波（F波），心房率在 250~350 次 / 分；②心房律规则；③心室律规整或不规整，取决于房室传导比例。房扑通常是 2∶1 房室传导，少数是 1∶1 传导，也可是 3∶1、4∶1 或不同比例的房室传导，使心室律极不规则；④QRS 波呈室上性（窄 QRS 波），但偶尔亦可见室内差异性传导，合并预激综合征或束支阻滞时，QRS 波群增宽并畸形（图 3-15）。

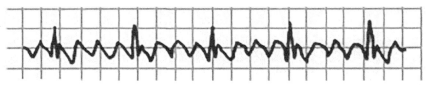

图 3-15　心房扑动

5. 心室颤动、心室扑动

室颤时心室已经失去了正常整体收缩，心脏就停止了射血。按室颤振幅的高低又可分为：粗颤和细颤。室颤心电图特点：无可辨 QRS 波，出现振幅、波形及节律均无规则的高频"室颤波"（图 3-16）。

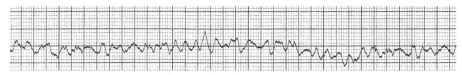

图 3-16　心室颤动

心室扑动（简称室扑）心电图特点："室扑波"，呈规则、快速、振幅大的"正弦曲线"样波，与房扑 F 波类似，只是幅度要高大得多（图 3-17）。

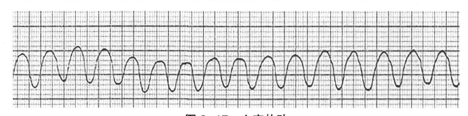

图 3-17　心室扑动

（三）缓慢型心律失常

1. 窦性心动过缓

（1）病因：术前应排除心脏有无器质性病变或生理性心动过缓。窦房结功能障碍、颅内压增高、甲状腺功能低下、药物（如受体阻断药等）、高龄者迷走神经功能亢进也可引起窦性心动过缓，要注意患者有无晕厥病史，或心力衰竭的征象，以防合并病态窦房结综合征。

（2）心电图诊断要点：①心率＜60次/分；②心律规则；③P波规律，Ⅱ、Ⅲ及aVF导联P波直立（图3-18）。

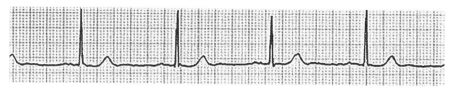

图3-18　窦性心动过缓

2.房室阻滞

（1）病因

1）一度房室阻滞的原因可以是病理性的，如心肌病变、电解质紊乱，也可以是生理性的，如迷走神经兴奋，或是由药物如洋地黄、钙通道阻滞药及β受体阻滞药等引起。运动负荷和阿托品试验后房室阻滞消失者，应为迷走神经兴奋所致，多见于年轻人。

2）二度Ⅰ型房室阻滞（文氏型）发病原因与一度房室阻滞相同，也可见于迷走神经兴奋的健康者；二度Ⅱ型房室阻滞（莫氏型）基本是心脏的器质性病变造成，有演变成三度房室阻滞的可能。

3）三度房室阻滞为心脏的器质性病变造成。病变部位可在房室结、房室束或房室束以下。如果心室率较快且稳定，患者可没有症状，否则会有眩晕、眼前发黑、心力衰竭、神志丧失等。

（2）心电图特点

1）一度房室阻滞：①心律规则；②P波后均有正常的QRS波；③P-R间期＞0.2 s（图3-19）。

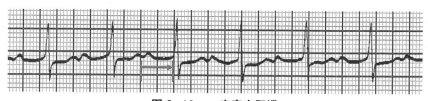

图3-19　一度房室阻滞

2）二度Ⅰ型房室阻滞：①心房率不受影响，心房律规则；②心室率＜心房率，心室律不规则；③QRS波正常；④P-R间期进行性延长，最终导致QRS波脱漏，以后周而复始（图3-20）。

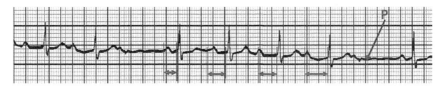

图 3-20　二度 I 型房室阻滞

3）二度 II 型房室阻滞：①带有一个以上的 QRS 波脱漏，脱漏前的 P-R 间期可以不延长或略有延长，但将保持固定；② QRS 波增宽，当阻滞部位在房室束时 QRS 波可正常（图 3-21）。

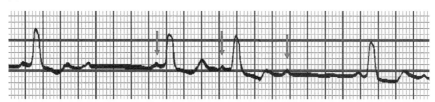

图 3-21　二度 II 型房室阻滞

4）三度房室阻滞：① P 波与 QRS 波无关，各自有其规律，即房室分离；心房率＞心室率；②若发生在房室结，QRS 波可正常，频率为 40~60 次 / 分，若发生在结下水平，常提示结下传导系统有广泛的器质性病变，QRS 波形态呈增宽变异，频率＜ 40 次 / 分，由于心室中的起搏点是不稳定的，故可出现室性停搏（图 3-22）。

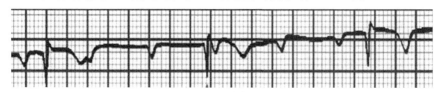

图 3-22　三度房室阻滞

3. 束支阻滞

（1）完全性右束支阻滞（complete right bundle branch block，CRBBB）心电图特点：① V_1、V_2 导联 QRS 波呈 rsR' 型，R' ＞ r，V_5、V_6 导联呈 qRS 型或 RS 型，S 波宽钝；② I 导联有终末宽钝 S 波，aVR 导联有终末宽钝的 R 波；③ QRS 波群时限 ≥ 0.12 s；④继发性 ST-T 改变：T 波与 QRS 波主波方向相反（图 3-23）。

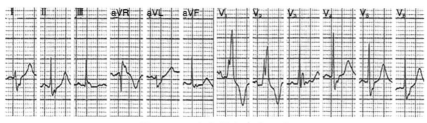

图 3-23　完全性右束支阻滞

（2）完全性左束支阻滞（complete left bundle branch block，CLBBB）心电图特点：① V_5、V_6 出现 R 波增宽，其前无 q 波，V_1 导联呈 rS 或 QS 型，S 波宽钝；② I 导联 R 波宽大或有切迹；③ QRS 波群时限 ≥ 0.12 s；④继发性 ST-T 改变：T 波与 QRS 波主波方向相反（图 3-24）。

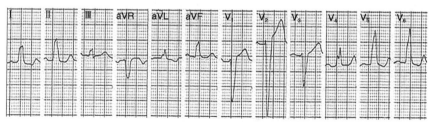

图 3-24　完全性左束支阻滞

（3）不完全性右束支或左束支阻滞：图形似完全性束支阻滞，但 QRS 波群时限 < 0.12 s。

（4）完全性左前分支阻滞（left anterior fascicular block）心电图特点：① I、aVL 导联呈 qR 型，$R_{aVL} > R_I$；② II、III、aVF 导联呈 rS 型，$S_{III} > S_{II}$；③电轴左偏 $-90° \sim -45°$（图 3-25）。

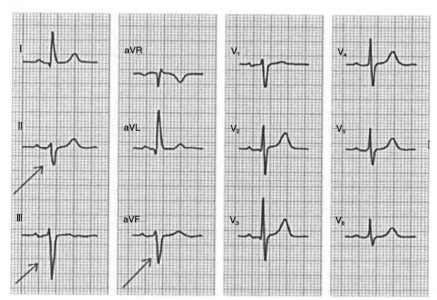

图 3-25　完全性左前分支阻滞

（5）完全性左后分支阻滞（left posterior fascicular block）心电图特点：① I、aVL 导联呈 rS 型；② II、III、aVF 导联呈 qR 型；③电轴右偏 $+90° \sim +120°$ ；④ QRS 波群时限 < 0.12 s，T 波常直立（图 3-26）。

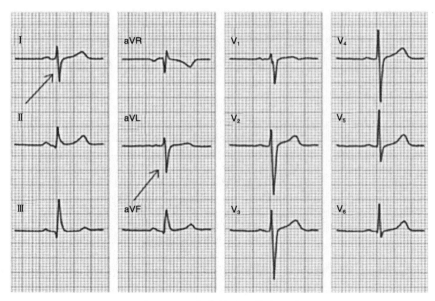

图 3-26　完全性左后分支阻滞

（四）电解质紊乱心电图

1. 低血钾

心电图特点：① ST 段压低，T 波低平或倒置；② U 波增高（U 波 > 0.2mV 或 U > T 或 T-U 融合呈双峰）；③ Q-T 间期正常或轻度延长，表现为 QT-U 间期延长（图 3-27）。

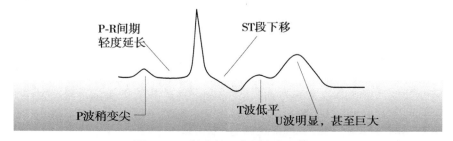

P-R间期轻度延长

ST段下移

P波稍变尖

T波低平

U波明显，甚至巨大

图 3-27　低血钾心电图变化示意图

2. 高血钾

心电图特点：①主要表现为 T 波高尖，呈帐篷样改变；②血清钾 > 6.5 mmol / L 时，QRS 波群增宽，P-R 及 Q-T 间期延长，R 波电压降低及 S 波加深，ST 段压低；③血清钾 > 7 mmol / L 时，QRS 波群进一步增宽，P-R 及 Q-T 间期进一步延长，P 波增宽，振幅减低，甚至消失，形成"窦室传导"；④可引起室速、室扑或室颤，甚至心脏停搏（图 3-28）。

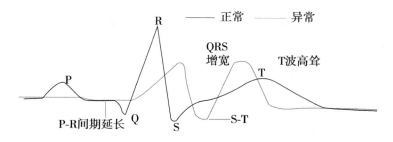

图 3-28　高血钾心电图变化示意图

（五）心肌梗死

1. 急性心肌梗死心电图表现

（1）缺血型心电图改变：特点为缺血 T 波：①T 波两支对称，底部窄、波顶尖；②心内膜缺血 T 波高耸；心外膜缺血 T 波深倒；③缺血 T 波呈动态演变过程，心内膜缺血持续时间短，可很快发展成穿壁性缺血（图 3-29）。

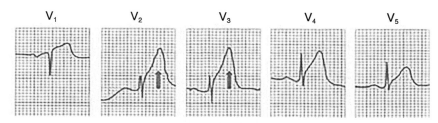

图 3-29　缺血 T 波

（2）损伤型心电图改变：特点为损伤 ST 段：①T 波高尖时可有 ST 段压低，反映心内膜缺血和损伤，此期持续时间较短；②有各种形态的 ST 段抬高；③损伤所表现的 ST 段改变也呈动态演变（图 3-30）。

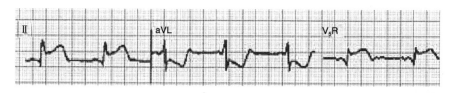

图 3-30　损伤 ST 段

（3）坏死型心电图改变：特点为坏死 Q 波（也可称为病理性 Q 波），诊断要点为：Q 波宽度 > 0.03 s，Q 波高度 > 0.1 mV（图 3-31）。

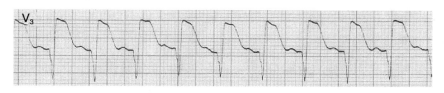

图 3-31　坏死 Q 波

2. 心肌梗死的定位诊断

前间壁：V_1、V_2、V_3。

前壁：V_2、V_3、V_4、V_5。

广泛前壁：V_1、V_2、V_3、V_4、V_5、V_6。

下壁：Ⅱ、Ⅲ、aVF。

正后壁：（$V_1 \sim V_3$ 镜面相）、V_7、V_8、V_9。

高侧壁：Ⅰ、aVL。

右心室：V_3R、V_4R、V_5R。

（张莹莹　王文娟）

第九节　血气分析

血气分析是指使用专门的设备，通过测定人体血液的 pH 和溶解在血液中的气体（主要指 CO_2、O_2），来了解人体呼吸功能与酸碱平衡状态的一种手段，称为血液酸碱与气体分析，简称血气分析。

一、血气分析常用指标的正常值及意义

（一）血液酸碱度（血 pH）

血 pH 指血浆中 H^+ 浓度的负对数值，是反映人体酸碱状况的重要指标。 动脉血 pH 的正常值为 7.35~7.45。

（二）动脉血二氧化碳分压

$PaCO_2$ 指动脉血中物理溶解的 CO_2 所产生的压力，正常范围 35~45 mmHg。 机体 CO_2 产量、肺通气或肺换气发生改变都有可能引起 $PaCO_2$ 的变化。

（三）动脉血氧分压

PaO_2 指动脉血中物理溶解的 O_2 所产生的压力，正常范围 80~100 mmHg。 正常人 PaO_2 随年龄的增加而降低。

（四）标准碳酸氢盐（SB）和实际碳酸氢盐（AB）

SB 和 AB 是反映代谢性酸碱失衡的指标。SB 是指在标准条件（全血在 37℃，血红蛋白完全氧合及 $PaCO_2$=40 mmHg）下所测得的血浆 HCO_3^- 量，排除了呼吸因素的影响，正常值范围 22~26 mmol/L；AB 为患者血中直接测得的实际存在的 HCO_3^- 值，受呼吸因素的影响。SB > AB 表示 CO_2 排出增加；AB > SB 表示 CO_2 潴留。

（五）碱剩余（BE）和标准碱剩余（SBE）

在 $PaCO_2$=40 mmHg、37℃条件下，全血用强酸或强碱滴定，使样本的 pH 值达到 7.4 所需要的酸或碱的量，正常值 3 mmol/L。BE 是酸碱平衡中代谢指标，不受呼吸因素的影响。

（六）阴离子间隙（AG）

AG 指血浆中非常规测定的阴离子量，包括各种有机酸，如乳酸、β-羟丁酸、丙酮酸、乙酰乙酸及无机酸和蛋白，正常值 8~16 mmol/L，平均 12 mmol/L。计算 AG 对鉴别代谢性酸中毒的类型、识别混合性酸碱失衡，特别是三重酸碱失衡有重要的临床意义。

二、血液标本的采集和保存

（一）采血部位的选择

首选桡动脉，其次是足背动脉、胫后动脉、颞浅动脉（主要用于婴儿）、肱动脉和股动脉。

凝血功能异常的患者，禁止穿刺肱动脉和股动脉，因为这些血管位置较深，穿刺后不能有效地压迫止血，容易造成出血血肿。

（二）血气分析标本采集

1. 评估和观察要点

（1）评估患者的体温、吸氧状况或呼吸机参数设置。

（2）评估穿刺部位皮肤及动脉搏动情况。

2. 操作要点

（1）患者取卧位或坐位，暴露穿刺部位（成年人常选桡动脉或股动脉，新生儿宜选择桡动脉）。

（2）宜选用血气分析专用注射器采集血标本。若使用常规注射器，应在穿刺前先抽取肝素钠抗凝液（肝素钠抗凝液由生理盐水 100 mL 和 2 支 12500 U 的肝素配制而成）1 mL，转动注射器针栓使整个注射器内均匀附着肝素钠，针尖向上推出多余液体和注射器内残留的气体。

（3）选择并消毒患者穿刺部位和操作者的示、中指，以两指固定动脉搏动最明显处，持注射器在两指间垂直或与动脉走向呈 30°~50° 刺入动脉。若穿刺成功，可见血液自动流入注射器内，采血 1 mL。

（4）拔针后立即将针尖斜面刺入无菌橡皮塞或专用凝胶针帽，压迫穿刺点 5~10 分钟。

（5）轻轻转动血气针，使血液与抗凝剂充分混匀，以防止凝血。

（6）经动脉测压管取血法：先用注射器抽出冲洗用肝素盐水并丢弃，缓缓抽出约 5 mL 血液，换 2 mL 肝素化的注射器抽取标本 1 mL。

3. 指导要点

（1）告知患者检查的目的及配合方法。

（2）告知患者按压穿刺部位及按压时间。

4. 注意事项

（1）洗澡、运动后，应休息 30 分钟再采血。

（2）标本应隔绝空气，避免混入气泡或静脉血。

（3）凝血功能障碍者穿刺后应延长按压时间至少 10 分钟。

（4）采集标本后 30 分钟内送检。

三、血气分析七步法

1. 第一步：判断是否呼吸衰竭

根据 PaO_2 和 $PaCO_2$ 水平判断：$PaO_2 < 60$ mmHg 即可诊断呼吸衰竭，如伴 $PaCO_2$ 升高则为 II 型呼吸衰竭，如不伴有 $PaCO_2$ 升高，则为 I 型呼吸衰竭；PaO_2 60~80 mmHg 为低氧血症。

2. 第二步：判断是酸中毒还是碱中毒

pH < 7.35 为酸中毒；pH > 7.45 为碱中毒，通常这就是原发异常。谨记：即使 pH 在正常范围，也可能存在酸碱平衡紊乱，可能是机体代偿的结果。

3. 第三步：判断原发是呼吸因素还是代谢紊乱因素，是混合性还是单纯性

（1）$PaCO_2$：是动脉血中物理溶解 CO_2 分子所产生的压力，正常值 35~45 mmHg，平均 40 mmHg（4.67~6.0 kPa）。

$PaCO_2$ 代表肺泡通气功能：① $PaCO_2 > 50$ mmHg 为肺泡通气不足，见于呼吸性酸中毒，II 型呼吸衰竭；② $PaCO_2 < 35$ mmHg 为肺泡通气过度，为呼吸性碱中毒，也可见于 I

型呼吸衰竭。

（2）HCO_3^-：① $HCO_3^- < 22$ mmol / L 时，可为代谢性酸中毒；② $HCO_3^- > 27$ mmol / L 时，可为代谢性碱中毒。

（3）BE：是表示血浆碱储量增加或减少的量。正常范围 0 ± 3 mmol / L。BE 为正值时表示缓冲碱增加；BE 为负值时表示缓冲碱减少或缺失。注意：BE 值不受呼吸因素的影响，只反应代谢的改变（表 3-2）。

表 3-2　原发性酸碱中毒 pH 和 $PaCO_2$ 变化

酸碱失衡类型	pH	$PaCO_2$
呼吸性酸中毒	↓	↑
代谢性酸中毒	↓	↓
呼吸性碱中毒	↑	↓
代谢性碱中毒	↑	↑

这时你会发现一个规律，原发性呼吸功能障碍时，pH 值和 $PaCO_2$ 改变方向相反；在原发代谢功能障碍时，pH 值和 $PaCO_2$ 改变方向相同。这种情况只发生在机体只存在一种酸碱平衡紊乱时，如机体有双重甚至三重酸碱平衡紊乱，该规律不适用。

4. 第四步：判断原发异常是否已产生代偿

在单纯性酸碱平衡紊乱时，HCO_3^- / H_2CO_3 分数中确定一个变量为原发性变化后，另一个变量即为继发性代偿性反应。

而在混合性酸碱紊乱时，HCO_3^- / H_2CO_3 分数中确定一个变量为原发性变化后，另一个变量则为又一个原发性变化，为讨论方便，称为"继发性变化"。

代偿预计值：继发改变是可以用图表和经验公式计算的（表 3-3）。

表 3-3　原发性与继发性酸碱平衡紊乱判断表

名称	原发性改变	继发性改变
未代偿	HCO_3^- ↓	H_2CO_3
部分代偿	HCO_3^- ↓↓	H_2CO_3 ↓
完全代偿	HCO_3^- ↓↓	H_2CO_3 ↓↓
最大代偿——极限	HCO_3^- ↓↓↓↓	H_2CO_3 ↓↓↓
过代偿	HCO_3^- ↓↓	H_2CO_3 ↓↓↓

"继发性变化"在代偿预计值范围内为单纯性酸碱紊乱，代偿不足或过度为混合性酸碱平衡失调（表3-4）。

表3-4　单纯性酸碱平衡紊乱代偿预计公式

原发性失衡	原发改变	代偿改变	预计代偿改变	代偿时限	代偿极限
呼吸性酸中毒	$PaCO_2$↑	HCO_3^-↑	急性△HCO_3^-=△$PaCO_2$×0.07±1.5	数分钟	30 mmol/L
			慢性△HCO_3^-=△$PaCO_2$×0.4±3	3~5天	45 mmol/L
呼吸性碱中毒	$PaCO_2$↓	HCO_3^-↓	急性△HCO_3^-=△$PaCO_2$×0.2±2.5	数分钟	18 mmol/L
			慢性△HCO_3^-=△$PaCO_2$×0.49±1.72	3~5天	12 mmol/L
代谢性酸中毒	HCO_3^-↓	$PaCO_2$↓	$PaCO_2$=【HCO_3^-】×1.5+8±2	12~24小时	10 mmHg
代谢性碱中毒	HCO_3^-↑	$PaCO_2$↑	△$PaCO_2$=△【HCO_3^-】×0.9±5	12~24小时	55 mmHg

5. 第五步：若存在代谢性酸中毒，则计算 AG

AG=[Na^+]-（[Cl^-]+[HCO_3^-]）=12±2

根据 AG 将代谢性酸中毒分为两类：①高 AG，正常血氯性代谢性酸中毒；②高血氯，正常 AG 性代谢性酸中毒。

6. 第六步：估算 HCO_3^- 值

当高 AG 性代谢性酸中毒时，AG 的升高数恰好等于 HCO_3^- 的下降值时，即 △AG=△HCO_3^-，于是由 AG 派生出一个潜在 HCO_3^- 的概念。

潜在 HCO_3^-=AG+ 实测 HCO_3^-。当潜在 HCO_3^->预计 HCO_3^- 时表示有代谢性碱中毒存在。

即：如果 △AG/△[HCO_3^-] < 1.0，则可能并存阴离子间隙正常的代谢性酸中毒；如果 △AG/△[HCO_3^-] > 2.0，则可能并存代谢性碱中毒。

7. 第七步：结合实际情况，找出病因

判断出酸碱平衡紊乱还不够，还要进一步了解各酸碱平衡紊乱的原因，从而做出相应的纠正。

四、呼吸性酸中毒病因

（1）气道梗阻：慢性阻塞性肺疾病、哮喘、其他阻塞性肺疾病。

（2）中枢神经系统抑制：阻塞性睡眠呼吸暂停综合征。

（3）通气受限：CO_2 产量增加、震颤、寒战、癫痫、恶性高热、高代谢、碳水化合物摄入增加。

（4）错误的机械通气设置。

五、呼吸性碱中毒病因

1.中枢神经系统刺激　发热、疼痛、恐惧、焦虑、咳嗽变异性哮喘、脑水肿、脑创伤、脑肿瘤、中枢神经系统感染。

2.低氧血症或缺氧　肺疾病、严重贫血、吸入氧浓度低。

3.化学感受器刺激　肺水肿、胸腔积液、肺炎、气胸、肺动脉栓塞。

4.药物、激素　水杨酸、儿茶酚胺、甲羟孕酮、黄体激素。

5.其他　妊娠、肝脏疾病全身性感染，甲状腺功能亢进、错误的机械通气设置。

六、代谢性碱中毒病因

1.低血容量伴 Cl^- 缺乏

胃肠丢失 H^+：呕吐、胃肠吸引、绒毛腺瘤、腹泻时丢失富含 Cl^- 的液体；肾丢失 H^+：祥利尿药和噻嗪类利尿药、CO_2 潴留后（尤其开始机械通气后）。

2.低血容量、肾丢失 H^+

水肿状态（心力衰竭、肝硬化、肾病综合征）、醛固酮增多症、皮质醇增多症、促肾上腺皮质激素过量、外源性皮质激素、高肾素血症、严重低钾血症、肾动脉狭窄、碳酸盐治疗。

七、代谢性酸中毒病因

1.高 AG

甲醇中毒、尿毒症、糖尿病酮症酸中毒、酒精性酮症酸中毒、饥饿性酮症、三聚乙醛中毒、乳酸酸中毒、水杨酸中毒。

2. AG 正常

胃肠丢失 HCO_3^-：腹泻、回肠造瘘术、近端结肠造瘘术、尿路改道；②肾丢失 HCO_3^-：近端肾小管酸中毒碳酸酐酶抑制剂（如乙酰唑胺）；③肾小管疾病：急性肾小管坏死、慢性肾脏疾病、远端肾小管酸中毒、醛固酮抑制剂或缺乏、输注 $NaCl$、安全肠外营养、输注 NH_4^+。

八、4 步搞定血气分析

1. 判断患者是否存在酸中毒或碱中毒

方法：观察 pH，pH $\geq$ 7.45 初步判定为失代偿性碱中毒；pH $\leq$ 7.35 初步判定为失代偿性酸中毒。$PaCO_2$ 和 HCO_3^- 明显异常同时伴 pH 正常，应考虑混合性酸碱失衡的可能。

2. 判断酸碱平衡紊乱是呼吸性还是代谢性的

方法：观察 pH 与 $PaCO_2$ 的改变方向。二者同向升高或下降为代谢性，而异向升高或下降则为呼吸性。

3. 如果是呼吸性的，判断是单纯呼吸性还是合并代谢成分

方法：观察 BE，BE > 3 mmol / L 表示存在代谢性碱中毒，BE < –3 mmol / L 表示存在代谢性酸中毒。

4. 根据 AB 和 SB 的关系，验证得到的结论

AB=SB= 正常，提示正常。

AB=SB ＜正常，提示代谢性酸中毒。

AB=SB ＞正常，提示代谢性碱中毒。

AB ＞ SB，提示呼吸性酸中毒。

AB ＜ SB，提示呼吸性碱中毒。

九、实战演练

病例 1　患者女性，70 岁，因脑出血行颅内血肿清除并去骨瓣减压术后转入 ICU，神志昏迷，无自主呼吸，经口气管插管接呼吸机辅助呼吸，吸氧浓度 40%。查动脉血气值：pH=7.44，$PaCO_2$=22 mmHg，PaO_2=169 mmHg，AB=14.9 mmol / L，SB=18.8 mmol / L，

K^+=3.9 mmol / L，BE=-8.0 mmol / L，SaO_2=100%。

请问：该患者存在哪种酸碱失衡？

解析：

（1）PaO_2=169 mmHg，氧合指数为 169 / 0.4=422，SaO_2=100%，说明患者肺功能可。

（2）pH 尚在正常范围，而 $PaCO_2$＜正常值，说明患者呼吸性碱中毒，但是机体可以通过代偿使得 PH 正常。

（3）BE 为负值，且绝对值＞正常值，说明机体存在代谢性酸中毒。

（4）AB＜SB，更加说明了机体存在呼吸性碱中毒。

综上所述，患者存在呼吸性碱中毒，合并可代偿性代谢性酸中毒。

病例 2　患者男性，60 岁，肝癌根治术后转入 ICU，术后第四天，神志清，自主呼吸可。查动脉血气值：pH=7.49，$PaCO_2$=40 mmHg，PaO_2=92 mmHg，AB=30.5 mmol / L，SB=30.1 mmol / L，K^+=3.8 mmol / L，BE=6.6 mmol / L，SaO_2=98%。

请问：该患者存在哪种酸碱失衡？

解析：

（1）pH 升高，BE 为正值且大于正常值，而 $PaCO_2$ 正常，说明患者存在代谢性碱中毒。

（2）AB=SB＞正常值，更加说明了机体存在代谢性碱中毒。

综上所述，患者存在代谢性碱中毒。

总结：首先，血气报告单上通常标注有各项指标的正常范围，所以大家不必为记忆诸多正常值而苦恼；其次，要掌握各项指标的含义，这样有助于对异常指标的判断和解释；最后，血气分析报告阅读步骤可根据个人习惯及患者临床实际情况灵活运用。血气分析和酸碱分析有时还需要结合其他检查，结合临床动态观察，才能正确判断患者的机体内环境。

（张晓燕　郭　珍）

第四章　围手术期患者容量管理

第一节　成年人与小儿手术麻醉前禁食管理

一、概述

全身麻醉药物可使机体保护性的呛咳及吞咽反射减弱或消失，食道括约肌的松弛使得胃内容物极易反流至口咽部。手术治疗或检查的患者在接受深度镇静或全身麻醉时，一旦反流物误吸入呼吸道内，可引起呼吸道梗阻和吸入性肺炎，导致患者通气与换气功能障碍，治疗困难，死亡率极高。局部麻醉的患者在围麻醉期接受静脉镇静、镇痛药物后，其发生反流误吸的风险较高。麻醉相关反流误吸的发生率依次为新生儿＞儿童＞成年人。因此，接受择期手术治疗或检查的患者麻醉前禁食问题应引起麻醉科医师、相关专科医师及患者和家属的高度重视。

然而，对于婴幼儿、儿童和部分成年人，传统的禁食时间过长（术前一天 22：00 后禁食），可使患者口渴和饥饿等不适感加重，造成患儿不必要的哭闹或烦躁，严重时还可出现低血糖和脱水。为保证患者围麻醉期的安全，提高麻醉质量和效率，降低长时间禁食后脱水及低血糖风险，增加患者围麻醉期的舒适度和满意度，医护人员应注意关注避免延误和取消择期手术，使围手术期吸入性肺炎、呼吸和相关系统疾病并发症最小化，做好成年人与小儿手术麻醉前禁食管理等问题。

二、手术治疗或检查麻醉前禁食的目的

（1）减少胃内容物，防止胃酸 pH 过低，减少围手术期胃内容物反流而导致的误吸等相关呼吸系统并发症风险或降低其严重程度。

（2）防止过度脱水，维持血流动力学稳定。

（3）防止低血糖。

（4）防止过度禁食所致的饥饿、恶心、呕吐、烦躁不安等不适感。

三、手术麻醉前禁食时间

手术麻醉前禁食时间，是指患者需接受手术及相关操作时，实施麻醉前禁止经口摄入液体或固体食物的规定时间。由于日常膳食中的主要成分为碳水化合物、脂肪和蛋白质，它们的化学结构不同，在胃内被排空的时间和消化吸收部位也不同。所以，需根据摄入食物种类的不同而制订不同的禁食时间。

表 4-1　清饮料及不同食物建议禁食时间

饮食种类	禁食时间
清饮料	≥ 2 小时
母乳	新生儿和婴幼儿 ≥ 2 小时
配方奶或牛奶	≥ 6 小时
淀粉类固体食物	≥ 6 小时
脂肪及肉类固体食物	≥ 8 小时

1.清饮料

清饮料种类很多，主要包括清水、营养丰富的高碳水化合物饮料、碳酸饮料、清茶、黑咖啡（不加奶）及各种无渣果汁，但均不能含有酒精。麻醉前除了对饮料种类有限制外，对饮料的摄入量也有要求，麻醉前 2 小时可饮用的清饮料量应 ≤ 5 mL/kg（或总量 ≤ 400 mL）。

2.母乳

母乳内乳糖和不饱和脂肪酸的含量明显高于牛奶和配方奶，而蛋白质、酪蛋白和饱和脂肪酸的含量则明显低于牛奶和配方奶，在胃内形成细小的颗粒状乳块，同时母乳内含有脂肪酶、淀粉酶等成分，有助于婴幼儿的消化和吸收。因此，母乳在胃内的排空时间明显短于牛奶和配方奶，其排空的平均时间为 2.43 小时。

3.牛奶和配方奶

牛奶和配方奶的主要成分为牛或其他动物的乳汁，其中酪蛋白和饱和脂肪酸的含量较高，容易在胃内形成较大的乳块，不利于消化，其在胃内的排空时间明显长于母乳。因此，牛奶和配方奶往往被视为固体类的食物，需要更长的禁食时间。

4.淀粉类固体食物

淀粉类固体食物主要指面粉和谷类食物，如馒头、面包、面条、米饭等，其主要成分为碳水化合物，含有部分蛋白质，脂肪含量少。由于胃液内含有淀粉酶和蛋白酶，因此其在胃内的排空时间明显短于脂肪类食物，其中淀粉类食物的排空时间短于蛋白类食物。

5. 脂肪类固体食物

脂肪类固体食物主要指动物脂肪、肉类和油炸类食物，由于其脂肪和蛋白质含量高，且胃内缺乏相应的消化酶，因此其在胃内的排空时间明显延长。

四、禁食注意事项

（1）规定的禁食时间仅适用于无胃肠道动力障碍的成年患者或患儿。

（2）婴儿及新生儿因糖原储备少，禁食2小时后可在病房内静脉输注含糖液体，以防止出现低血糖和脱水；急诊手术在禁食时也应补充液体；糖尿病患者手术时间应尽可能安排在第一台，如若不能，可在病房内静脉输注液体，并注意监测血糖。

（3）患者在术前2小时口服碳水化合物溶液可以防止脱水、提高循环稳定性、降低术后恶心呕吐的发生，同时降低术后胰岛素抵抗的发生。

（4）术前需口服用药的患者，允许在术前1~2小时将药片研碎后服下并饮清水0.25~0.5 mL / kg，但应注意缓控释制剂严禁研碎服用。

（5）急诊手术患者，一律按饱胃患者麻醉处理。

（6）有下列情况者有必要延长禁食时间：严重创伤患者，进食时间至受伤时间不足6小时；消化道梗阻患者；肥胖患者；困难气道患者；颅脑损伤、颅内高压、昏迷等中枢神经系统疾病患者。

（7）消化道或其他对术前禁食有特殊或更高要求的择期手术患者，应按专科医生要求实施。

（韩　艳　李力元）

第二节　围手术期目标导向液体治疗

围手术期目标导向液体治疗（goal-directed fluid therapy，GDFT）是根据围手术期不断变化的液体需求进行个体化补液，优化患者围手术期血流动力学，可预防围手术期循环容量不足或过量，降低术后并发症的发生率和死亡率。

一、围手术期目标导向液体治疗的产生与发展

20世纪50年代，Moore首先提出了"应激反应理论"。该理论认为由于创伤或者应激可导致抗利尿激素及醛固酮的分泌增加，造成水钠潴留，因此应"限制性输液"。但该理论受到了Shires的"第三间隙理论"倡导的"充分输液"观点冲击。Lowell等在1990年发现，40%的患者入住外科ICU 2天后血管外液体过量（定义为体质量增加超超术前10%），液体超负荷导致患者死亡率增加。基于外科患者液体负荷增加伴随着围手术期并发症发生率与死亡率增加的情况，2002年Lobo等再次提出"限制性输液"理论。限制性输液在改善氧合和肺功能方面可能优于常规输液。但器官功能的恢复受到了多种因素不同程度的干扰。而且输液多少的标准界定不同，限制性液体治疗有可能在改善患者肺功能的同时，也可能影响到其他脏器功能。

1988年，Shoemaker等提出围手术期理想循环状态的概念，其在围手术期高危患者中使用液体负荷或联合使用多巴酚丁胺，将心脏指数（cardiac index，CI）和氧供指数（DO2I）提高至超常值，显著减少了住院时间和死亡率。超常值为：CI超过4.5L/（min·m²），DO2I超过650 mL/（min·m²）。随后目标导向治疗的理念被引入了许多围手术期液体管理的研究中。围手术期的GDFT强调了个体化补液方案。

二、围手术期目标导向液体治疗的实施方案

目前实施GDFT的临床实施方案主要有：液体冲击法和容量反应法。

液体冲击法是通过直接测定每博输出量（stroke volume，SV）或CO对液体冲击的反应来决定输液量的方法。其理论基础是：如10分钟内给予约200 mL液体冲击，SV迅速升高超过10%，提示患者的前负荷和SV之间的关系处于Frank-starling曲线的上升段，表明患者前负荷过低。SV升高幅度低于10%，表明前负荷与SV的关系趋于或达到Frank-starling曲线的平台，即可停止进一步的液体冲击。此时的SV即为该患者的最佳SV，其循环容量状态为理想容量状态。

容量反应法是通过测定可反映前负荷与SV关系的功能性血流动力学参数（functional hemodynamic parameters，FHP）对输液的反应决定输液量的方法。机械通

气周期内通过容量负荷使脉压变异率（pulse pressure variation，PPV）的最小化也可达到 SV 的最大化，即通过监测 FHP 对输液的反应，使 SV 最大化，为容量反应法。

手术室实施的 GFDT 方案，首先应确定患者的风险级别。然后选择监测的指标，实施推荐的最佳的血流动力学的优化方案，如对于中等风险的手术患者推荐的方案之一。

三、液体种类的选择

关于围手术期液体治疗策略目标导向液体治疗更倾向于使用胶体液。但有研究认为联合使用晶体液与胶体液治疗的患者恢复质量高于单独应用胶体液者，而仅使用乳酸钠林格注射液的患者术后恶心呕吐、复视的发生率较高，且术后疼痛更明显。因此，不同原因引起的循环容量不足，应联合采用晶体液与胶体液进行液体治疗，必要时使用血液制品，并根据病情调整比例。

羟乙基淀粉（hydroxyethyl starch，HES）是一种临床常用的人工胶体，其扩容效果可靠持久，降低血液黏滞度、改善微循环，但是它的不良反应，特别是凝血系统的不良反应引起了广泛的关注认同。

四、指导围手术期目标导向液体治疗的监测方法及评价指标

血压、心率和 CVP 等一直被作为反映血管内容量及心排量的指标。但是在健康志愿者，尽管出血量达到 25% 血容量，心率和血压仍保持相对不变。同时一项系统回顾显示，CVP 不能作为患者是否需补液的依据，手术室不应该再常规监测。那么，哪些围手术期的容量监测指标能改善液体优化的能力及血流动力学状态？

（一）功能性血流动力学参数监测

FHP 监测是种全新的血流动力学监测方法，以心肺交互作用为基本原理，以循环系统受呼吸运动影响的程度作为衡量指标，预测循环系统对液体负荷的反应，进而对循环容量状态进行判断的血流动力学监测方式。该指标是动态的、功能性的参数，不同于临床常用的静态指标如肺动脉楔压（pulmonary artery wedge pressure，PAWP）、CVP 等。FHP 是指某一时间段内压力、容量、血流速度或腔静脉直径的变化率，代表了一种变化程度，故以百分数的形式表示。收缩压变异率（systolic pressure variation，SPV）、每搏量变异率（stroke volume variation，SVV）、PPV 是 FHP 中最常用的参数。FHP 是

预测循环系统对液体治疗反应性的参数，体现心脏对液体治疗的敏感性，可直接反映循环系统的前负荷状态。常用的 FHP 监测方法有以下 4 种。

1. 肺动脉导管

肺动脉导管（pulmonary arterial catheters，PAC）即 Swan-Ganz 气囊漂浮导管，可经外周或中心静脉插入心脏右心系统和肺动脉，进行心脏及肺血管压力和 CO 等多项参数的测定，准确地了解危重患者的血流动力学和氧代谢指标（图 4-1）。

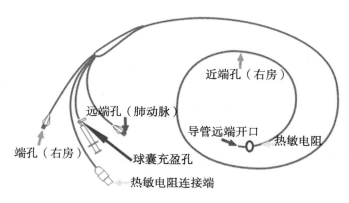

图 4-1 肺动脉导管

2. 脉搏指数连续心输出量

脉搏指数连续心输出量（pulse-indicated continuous cardiac output，PICCO）是一项脉搏波形轮廓连续心排出量与经肺温度稀释心排出量联合应用技术，仅需要一中心静脉导管和动脉导管，采用肺热稀释法测量单次 CO，通过分析动脉压力波形曲线下面积来获得连续的 CO 及大动脉内测量温度 – 时间变化曲线，进而测量全心血流动力学参数，如外周血管阻力、每搏量、氧输送量、胸腔内血容量、血管外肺水等变化，这些参数都很好的指导 GFDT，而且其与 PAC 的相关性良好，较之创伤、危险性小，简便，使血流动力学监测与处理得到进一步提高。但 PICCO 不能测定肺动脉压（pulmonary artery pressure，PAP），其测量结果的准确性受患者心律失常、主动脉瓣病变及动脉疾病的影响和在开胸手术不能准确地反映前负荷情况，故限制其在心胸手术中的应用。

3. 经食管超声心动图

经食管超声心动图（transesophageal echocardiography，TEE）测定降主动脉单位时间的血流量即心排量，TEE 与 PAC 测定的 CO 有良好的相关性，与 PICCO 测定的 CO 相关系数高达 0.92。但该监测方法往往需要专业人员参与或经过足够的培训，而且需要置入食管探头，尤其适用于全麻或镇静患者。

4. FloTrac / Vigileo 监测

Vigileo 监测仪应用 FloTrac 传感器监测 CO，它是一种基于收缩期动脉压波形分析的心排出量系统（arterial pressure-based cardiac output measurement，APCO），只需普通动脉穿刺，无须通过中心静脉插管，也不用热稀释法注射进行校正，具有微创、简便、迅速的特点。每 20 秒更新一次血流动力学参数，测定综合数据 CO、CI、SV、SVI 和 SVV 等。SVV 是一种功能性血流动力学监测参数，反映的是在机械通气期间，某一时间段内每搏量周期性变化的变异程度大小，具有预测循环系统对液体反应性的能例，应用于指导危重患者的容量复苏、液体管理、心功能评估、强心剂使用及复苏疗效的判断。

通过 FloTrac / Vigileo 监测仪得出的 SVV 值的应用还是存在一定的局限性：① SVV 只能用于没有自主呼气的机械通气患者；②不同潮气量的设定对 SVV 的影响很敏感，可以作为对容量控制的预测器；③ SVV 需要规律的心律；④ SVV 对慢阻塞性肺疾病患者的影响目前还没有一定的预见性，血管紧张素的变化可能会对动态参数有影响。

（二）混合静脉血氧饱和度 / 中心静脉血氧饱和度

混合静脉血氧饱和度（oxygen saturation in mixed venous blood，SvO_2）能很好反映组织氧合和组织灌注情况，其为判断预后的一个理想指标，通过动态监测 SvO_2 可有效指导治疗和评估预后，但测定 SvO_2 需置留漂浮导管，为有创性监测，价格昂贵，还可能出现出血、空气栓塞、心律失常、肺动脉破裂等并发症，临床广泛应用受限制。通过中心静脉导管监测中心静脉血氧饱和度（central venous oxygen saturation，$ScvO_2$）是一个方便可靠的方法，它能快速反映危重患者全身氧的供需平衡的瞬时变化，能早期发现组织缺氧，且优于其他传统的血流动力学参数，是评估组织氧合充分与否的间接指标，也是评估危重患者预后的重要指标；用 $ScvO_2$ 指导 GDFT，可提高严重脓毒症或脓毒性休克患者的存活率。$ScvO_2$ 比 SvO_2 高约 5%，但两者对容量负荷反应一致。

（三）乳酸

围手术期监测 GDFT 的最终目的是评价组织器官是否获得充分的灌注和氧供。乳酸（lactic acid，Lac）是无氧酵解的特异性产物，也是危重病患者代谢监测的重要指标，反映疾病的严重程度和预后。乳酸浓度增加常与组织低灌注、氧供不足、氧摄取减少及肝脏乳酸清除率下降有关。

（党志红　王丽君）

第五章　术后疼痛管理

第一节　术后疼痛的概念及对机体的不良影响

疼痛是医学界长期关注的重要课题，全美保健机构评审联合委员会（the Joint Committee American Health Organization，JCAHO）于 1995 年正式将疼痛确定为继体温、脉搏、呼吸、血压之后的第五生命体征。

一、定义及相关概念

（一）疼痛

疼痛指组织损伤或潜在组织损伤而引起的不愉快的主观感受和情感体验，或是具有感觉、情绪、认知和社会层面的痛苦体验。根据损伤组织的愈合时间及疼痛的持续时间，疼痛可划分为急性疼痛和慢性疼痛。急性疼痛持续时间通常短于 1 个月，常与手术创伤、组织损伤或某些疾病状态有关；慢性疼痛为持续 3 个月以上的疼痛，可在原发疾病或组织损伤愈合后持续存在。

（二）手术后疼痛

手术后疼痛（postoperative pain）是手术后即刻发生的急性疼痛，包括躯体痛和内脏痛，通常持续不超过 3~7 天，常见于创伤大的胸科手术和需较长时间功能锻炼的关节置换等手术，有时镇痛需持续数周。

（三）术后慢性疼痛

手术后疼痛如果不能在初始状态下被充分控制，则可能发展为慢性疼痛（chronicpost-surgicalpain，CPSP），其性质也可能转变为神经病理性疼痛或混合性疼痛。神经病理性疼痛是由感觉神经受损，导致外周与中枢神经敏化所引起的疼痛，常以疼痛高敏或感觉异常为突出表现，并多伴有焦虑、抑郁等心理和情绪改变。从腹股沟疝修补术到体外循环下心脏手术等大小不同的手术都可发生 CPSP。CPSP 多为中度疼痛，亦可为轻或重度疼痛，持续达半年甚至数十年。

CPSP 形成的易发因素包括手术前有中到重度疼痛、精神易激、抑郁、多次手术；术中或手术后损伤神经；采用放疗、化疗。其中最突出的因素是手术后疼痛控制不佳和精神抑郁。

二、手术后疼痛对机体的影响

手术后疼痛虽有警示、制动、有利于创伤愈合的"好"作用，但其不利影响更值得关注。

1. 短期不利影响

（1）氧耗量：交感神经系统的兴奋增加全身氧耗，对缺血脏器有不良影响。

（2）心血管功能：心率增快，血管收缩，心脏负荷增加，心肌耗氧量增加，冠心病患者心肌缺血及心肌梗死的危险性增加。

（3）呼吸功能：手术损伤后伤害性感受器的激活能触发多条有害脊髓反射弧，使膈神经的兴奋脊髓反射性抑制，引起手术后肺功能降低，特别是上腹部和胸部手术后；疼痛导致呼吸浅快、呼吸辅助肌僵硬致通气量减少、无法有力地咳嗽，无法清除呼吸道分泌物，导致肺不张和手术后肺部并发症。

（4）胃肠功能：导致胃肠蠕动减少和胃肠功能恢复延迟。

（5）泌尿系统功能：尿道及膀胱肌运动力减弱，引起尿潴留。

（6）骨骼、肌肉和周围血管：肌张力增加，肌肉痉挛，限制机体活动；促发深静脉血栓甚至肺栓塞。

（7）神经内分泌及免疫：神经内分泌应激反应增强，引发手术后高凝状态及免疫炎症反应；交感神经兴奋导致儿茶酚胺和分解代谢性激素的分泌增加，合成代谢性激素的分泌降低；抑制体液免疫和细胞免疫。

（8）心理情绪：可导致焦虑、恐惧、无助、忧郁、不满、过度敏感、挫折、沮丧；也可造成家属恐慌、手足无措的感觉。

（9）睡眠：睡眠障碍会产生心理和行为上的不良影响。

2. 长期不利影响

（1）手术后疼痛控制不佳是发展为慢性疼痛的危险因素。

（2）手术后长期疼痛（持续 1 年以上）是心理、精神改变的风险因素。

（张晓俊　付蕾蕾）

第二节　疼痛评估

在生理舒适需求中患者将无痛放在了首位，疼痛评估是规范性疼痛处理的第一步，也是最关键的一步，包括对疼痛强度的评估，对疼痛原因及可能并发的生命体征改变的评估，对治疗效果和不良反应的评估，对患者满意度的评估等。

一、定义及相关概念

1. 简易评估

使用疼痛评估工具，准确评估患者的疼痛程度。

2. 综合评估

评估患者的疼痛程度、部位、性质、持续时间、发生频率、加重或缓解因素、伴随症状、疼痛对日常工作生活的影响、对睡眠的影响、既往疼痛病史、药物治疗史、治疗效果和治疗相关不良反应等。

二、评估原则

护理人员尊重患者有得到合适的疼痛评价和止痛的权利，遵循患者的主诉是诊断患者有无疼痛及疼痛程度的主要依据的评估原则，全面、动态的评估患者疼痛的发作、治疗效果及转归，并进行实时记录。

（1）应选择合适的评估工具进行简易评估。

（2）根据患者疼痛程度、镇痛措施实施情况，进行综合评估。

（3）评估应贯穿治疗的全过程。

三、评估工具选择

评估工具分为疼痛程度自评工具和疼痛程度他评工具，一般首选自评工具。自评工具推荐使用疼痛数字评分法（numeric rating scales，NRS）、口述分级评分法（verbal rating scales，VRS）、面部表情疼痛量表（faces pain scale-revised，FPS-R）、视觉模拟评分法（visual analogue scale，VAS）；对不能使用自评工具评估疼痛程度的患者，选择疼痛他评工具，他评工具推荐使用成年人疼痛行为评估量表或小儿疼痛行为评估量表。

（一）疼痛程度自评工具

1. NRS

NRS 可用于理解数字并能表达疼痛的患者，将疼痛程度用 0~10 共 11 个数字表示，0 表示无疼痛，10 表示最剧烈的疼痛；0~10 之间，数字越大，疼痛程度越重。由患者根据其疼痛程度选择在相应的数字上标记。NRS 简单实用，易于记录，在临床和科研中使用较为广泛（图 5-1）。

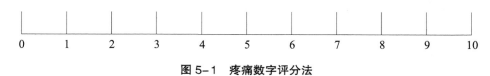

图 5-1　疼痛数字评分法

2. VRS

VRS 可用于理解文字并能表达疼痛的患者，根据患者对疼痛的表达，将疼痛程度分为无痛、轻度疼痛、中度疼痛、重度疼痛。轻度疼痛：有疼痛但可忍受，生活正常，不影响睡眠；中度疼痛：疼痛明显，不能忍受，要求服用镇痛药物，影响睡眠；重度疼痛：疼痛剧烈，不能忍受，需用镇痛药物，严重影响睡眠。

3. FPS-R

FPS-R 可用于不能理解数字和文字的患者。疼痛评估时由患者选择一张最能表达其疼痛的面部表情，以代表其疼痛程度。FPS-R 在儿童和老年患者的疼痛评估中使用较为广泛，也适用于能交流的 ICU 患者的疼痛评估（图 5-2）。

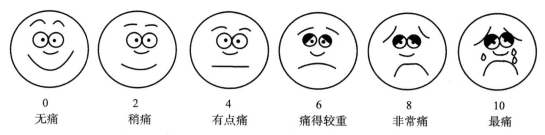

| 0 | 2 | 4 | 6 | 8 | 10 |
| 无痛 | 稍痛 | 有点痛 | 痛得较重 | 非常痛 | 最痛 |

FS0：完全无疼痛感，FS1：偶尔感到疼痛，不影响日常生活，FS2：有疼痛感，但能轻微活动，如散步，FS3：有疼痛感，不能长时间活动，FS4：有疼痛感，除上厕所外不能活动，FS5：疼痛剧烈，无法自由活动

图5-2　面部表情疼痛量表

4. VAS

VAS是使用一条长约10cm的游动标尺，一面标有10个刻度，两端分别为"0"分和"10"分，"0"分表示无痛，"10"分代表难以忍受的最剧烈的疼痛，临床使用时将有刻度的一面背向患者，让患者在直尺上标出能代表自己疼痛程度的相应位置，护士根据患者标出的位置看后面的数字为其评出分数。

（二）疼痛程度他评工具

1. 成年人疼痛行为评估量表

评估项目包括面部表情、休息状态、肌张力、安抚效果、通气依从性（气管插管患者）或发声（非气管插管患者）。每一项按0~2评分，总分为10分，分值越高说明疼痛程度越重（表5-1）。

表5-1　成年人疼痛行为评估量表

项目	分值		
	0	1	2
面部表情	放松	皱眉、紧张或淡漠	经常或一直皱眉、扭曲、紧咬
休息状态	安静	有时休息不好、变换体位	长时间休息不好，频繁变换体位
肌张力	放松	增加	僵硬，手指或脚趾屈曲
安抚效果	不需安抚	通过分散注意力能安抚	通过分散注意力很难安抚
通气依从性（气管插管患者）	完全耐受	呛咳，但能耐受	对抗呼吸机
发声（非气管插管患者）	无异常发声	有时呻吟、哭泣	频繁或持续呻吟、哭泣

2. 小儿疼痛行为评估量表

评估项目包括面部表情、下肢状态、活动、安抚效果、通气依从性（气管插管患儿）或哭闹（非气管插管患儿），可用于出生＞28天的小儿。每一项按0~2评分，总分为10分，分值越高说明疼痛程度越重（表5-2）。

表5-2 小儿疼痛行为评估量表

项目	分值		
	0	1	2
面部表情	放松	皱眉、紧张或淡漠	扭曲、下颌颤抖或紧咬
下肢状态	放松	紧张，不安静	腿踢动
活动	静卧或活动自如	躁动	身体屈曲、僵直或急扭
安抚效果	不需安抚	可安抚	很难安抚
通气依从性（气管插管患儿）	完全耐受	呛咳，但能耐受	对抗呼吸机
哭闹（非气管插管患儿）	无	呻吟、呜咽、偶哭	持续哭、哭声大

3. 重症监护患者疼痛观察工具

重症监护患者疼痛观察工具（critical-care pain observation tool，CPOT）是一个针对危重、有或无气管插管患者的有效疼痛评估工具，它共对疼痛的4个方面进行评估，包括面部表情、身体运动、肌肉张力、患者对机械通气的顺应性（针对气管插管患者）或发声（针对无气管插管患者）。每个方面从0~2评分，总分为0分（无痛）到8分（最痛）。分值越高说明疼痛程度越重（表5-3）。

表5-3 重症监护患者疼痛观察工具

指标	描述	评分	分数
面部表情	未观察到肌肉紧张	自然、放松	0
	表现出皱眉、眉毛放低。眼眶紧绷和提肌收缩	紧张	1
	以上所有面部变化加上眼睑轻度闭合	扮鬼脸	2
体动	不动（并不表示不存在疼痛）	无体动	0
	缓慢谨慎的运动，碰触或抚摸疼痛部位，通过运动寻求关注	保护性体动	1
	拉拽管道，试图坐起来，运动肢体/猛烈摆动，不听从指挥，攻击工作人员	烦躁不安	2
肌肉紧张（通过被动的弯曲和伸展上肢来评估）	对被动运动不做抵抗	放松	0
	对被动运动做抵抗	紧张和肌肉紧张	1
	对被动运动剧烈抵抗，无法将其完成	非常紧张或僵硬	2

表 5-3（续）

指标	描述	评分	分数
对呼吸机的顺应性	无警报发生，舒适的接受机械通气	耐受呼吸机或机械通气	0
	警报自动停止	咳嗽但是耐受	1
	不同步，机械通气阻断，频繁报警	对抗呼吸机	2
发声 （拔管后的患者）	用正常腔调讲话或不发声	正常腔调讲话或不发声	0
	叹息、呻吟	叹息、呻吟	1
	喊叫、哭泣	喊叫、哭泣	2
总分范围			0~8

四、评估时机

（一）疼痛评估分定时评估、实时评估

1. 定时评估

（1）入院时或转入时。

（2）轻度疼痛（1~3 分）每日评估 1 次。

（3）中、重度疼痛（≥ 4 分）每 4 小时评估 1 次直至 < 4 分。

2. 实时评估

（1）当患者报告疼痛或出现新的疼痛时进行评估。

（2）镇痛治疗方案更改后。

（3）给予疼痛干预治疗后追踪评估，如非消化道途径给予镇痛药物后 30 分钟（皮下注射 30 分钟）；消化道给予镇痛药物后 1 小时；贴剂 4 小时（或遵说明书）。如果疼痛评估结果理想，恢复常规评估。遵循"评估 – 干预 – 再评估"循环，直至疼痛评分 < 4 分。

（4）当患者正常入睡时，不需要进行疼痛评估，记录"入睡"。

（二）疼痛评估对象

（1）新入院或转入患者。

（2）采取镇痛干预措施前后。

（3）外科手术患者。

（4）肿瘤患者。

（5）因其他情况（如创伤、有创操作、疾病等）处于疼痛状态的患者。

（三）备注

（1）每日应对住院患者进行至少一次简易评估。

（2）以下情况，需要进行简易评估。

1）入院时（除癌性疼痛）。

2）由他科转入时。

3）手术患者返回病房时。

4）接受可能引起中度及以上疼痛的诊疗操作后。

5）机械通气的患者拔除人工气道后。

（3）以下情况，应进行综合评估。

1）疼痛评分 ≥ 4 分或中度及以上疼痛时。

2）给予镇痛措施后。

3）对于癌性疼痛患者，入院时应全面、全方位（社会文化）评估。

（4）综合评估后，疼痛评分 < 4 分或轻度及以下疼痛，且可耐受治疗相关不良反应时，恢复简易评估。

五、评估内容

（一）疼痛程度分级

0 分为无痛，1~3 分为轻度疼痛，4~6 分为中度疼痛，7~10 分为重度疼痛。

（二）疼痛部位

评估疼痛出现的主要部位和出现放射性疼痛的部位。

（1）让患者确定自己疼痛的部位。

（2）可能的情况下，让患者指出自己疼痛的位置。

（3）让患者在人形图中画出疼痛的位置。

（4）用图片形式方便患者指出疼痛的位置。

（5）询问患者疼痛是否辐射到周围，若有则让患者指出自身疼痛辐射的位置。

记录：根据患者指出疼痛部位，采用文字描述（医学术语）的方式或在人形图上做标记的方式记录。如果患者身体多处出现疼痛，可以分别用不同的字母，如 A、B、C 在人形图的不同部位上标出。

（三）疼痛性质

评估有助于判断疼痛的病因及确定治疗方案。

（1）请患者描述疼痛性质。

（2）如果患者不能够描述疼痛性质，护士可以列举一些词语以给患者启发，如①刀割样痛；②绞痛；③烧灼样痛；④刺痛；⑤压痛；⑥胀痛；⑦钝痛；⑧其他：如搏动性痛、枪击样痛、刺痛、锐痛、抽筋样痛、咬痛、热辣辣的痛、酸痛、一触即痛、爆裂样痛、跳痛、坠痛、钻顶样痛、撕裂样痛、牵拉样痛、压榨样痛、放电样痛、电击样痛、麻木样痛、束带样痛、轻触痛等。

（四）疼痛持续时间

（1）评估疼痛开始发生和持续的时间。判断是间断性疼痛、间断性疼痛或持续性疼痛。

（2）持续性疼痛指连续发作时间超过 30 秒，阵发性疼痛指连续发作时间不到 30 秒，间断性疼痛指疼痛与不疼痛交替出现。

（3）评估间断性疼痛发生的频率和程度。

（五）其他

（1）疼痛的加重及缓解因素。

（2）疼痛对睡眠、休息、活动等功能状态的影响。

（3）疼痛引起的生理行为反应如心率加快、出汗、烦躁不安等。

（4）患者对疼痛的认知反应如焦虑、恐惧、疼痛危害性、自我应对方法等。

（5）疼痛治疗相关并发症。

（6）患者对疼痛治疗的反应。

六、评估注意事项

（1）生理和行为不是反映疼痛的最敏感或特定指标。

（2）不能交流的患者，采用客观疼痛评估法。

（3）具备交流能力的患者，采用主观疼痛评估法。

（4）整个住院过程中，对同一位患者应使用同一种主观或客观疼痛评估工具。

七、记录

（1）不同评估工具间记录方法的转换：采用 VAS 及 NRS 时，直接记录对应的数字；采用描述性评估标尺时，分别用"0、2、4、6、8、10"六个数字对应 6 个描述疼痛强度的词语；采用 FPS-R 时，分别用"0、2、4、6、8、10"六个数字对应 6 张表情。

（2）将评估的分值记录于体温单相应时间点的疼痛栏内，同时详细记录于疼痛评估单。

八、有效镇痛目标

（1）患者疼痛评分≤ 3 分。

（2）24 小时内爆发性疼痛频率≤ 3 次。

（3）24 小时内需要解救药物频率≤ 3 次。

九、治疗效果评估

应定期评价药物或治疗的方法疗效和不良反应，尤其应关注生命体征的改变和是否出现患者难以忍受的不良反应，并据此做出相应调整。在疼痛治疗结束后应由患者评估满意度。

评估原则包括以下五个方面。

（1）评估静息和运动时的疼痛强度，只有运动时疼痛减轻才能保证患者手术后躯体功能的最大恢复。

（2）在疼痛未稳定控制时，应反复评估每次药物和治疗方法干预后的效果。原则上静脉给药后 5~15 分钟、口服用药后 1 小时，药物达最大作用时应评估治疗效果；患者自控镇痛（patient-controlled analgesia，PCA）者应了解其无效按压次数、是否寻求其他镇痛药物。

（3）记录治疗效果，包括不良反应。

（4）对突发的剧烈疼痛，尤其是生命体征改变（如低血压、心动过速或发热）应立即评估，并对可能出现的切口裂开、感染、深静脉血栓和肺栓塞等情况做出及时诊断和治疗。

（5）疼痛治疗结束时应由患者对医护人员处理疼痛的满意度及对整体疼痛处理的满意度分别做出评估。可采用 NRS 评分或 VAS 评分，0 分为十分满意，10 分为不满意。

作为手术后镇痛治疗小组的一项常规工作，评估疼痛要定时进行，如能绘制出疼痛缓解曲线，则可更好记录患者的疼痛和镇痛过程。

（韩 艳 张宝波）

第三节　术后镇痛原则与方法

一、术后疼痛的管理和监测

（一）术后疼痛管理目标

急性疼痛的管理目标：①在安全的前提下，持续、有效镇痛；②无或仅有易于忍受的轻度不良反应；③最佳的躯体和心理、生理功能，最高的患者满意度；④利于患者手术后康复。

（二）管理模式和运作

有效的手术后镇痛需由团队完成，成立全院性或以麻醉科为主，包括外科主治医师和护士参加的急性疼痛管理组（acute pain service，APS）或各种多学科联合手术后疼痛管理团队（pain multi-disciplinary team，PMDT），能有效提高手术后镇痛质量。工作范围和目的包括①治疗手术后疼痛、创伤和分娩痛，评估和记录镇痛效应，处理不良反应和镇痛治疗中的问题；②推广手术后镇痛必要性的教育和疼痛评估方法，即包括团队人员的培养，也包括患者教育；③提高手术患者的舒适度和满意度；④减少手术后并发症。

疼痛治疗团队不但要制订镇痛策略和方法，还要落实其执行，检查所有设备功能，评估治疗效果和不良反应，按需做适当调整，制作表格记录手术后镇痛方法、药物配方、给药情况、安静和运动（如咳嗽、翻身、肢体功能锻炼）时的疼痛评分、镇静评分及相关不良反应。

二、术后镇痛原则

（一）多模式镇痛

多模式镇痛，指联合应用不同镇痛技术或作用机制不同的镇痛药，作用于疼痛传导通路的不同靶点，发挥镇痛的相加或协同作用，又由于每种药物的剂量减少，不良反应相应减轻。除日间手术和创伤程度小的手术仅用单一药物或方法即可镇痛外，多模式镇痛是手术后镇痛，尤其是中等以上手术镇痛的基础，常采用的方法包括①超声引导下的外周神经阻滞与伤口局麻药浸润复合；②外周神经阻滞和（或）伤口局麻药浸润＋对乙酰氨基酚；③外周神经阻滞和（或）伤口局麻药浸润 +NSAIDs 或阿片类药物或其他药物；④全身使用（静脉或口服）对乙酰氨基酚和（或）NSAIDs 和阿片类药物及其他类药物的组合。作用机制不同药物的联合应用包括阿片类、曲马多、NSAIDs 等。术前使用普瑞巴林或加巴喷丁、特异性 COX-2 抑制剂及 α_2 肾上腺素能受体激动药、氯胺酮等也可能减轻手术后疼痛并有节省阿片类药物和抑制中枢或外周疼痛敏化作用。

（二）局部给予局麻药

局部给予局麻药包括三种方法：切口局部浸润、外周神经阻滞和椎管内给药。在手术后早期，未使用抗凝药和抗栓药及无出血倾向的患者，若术中采用硬膜外麻醉，手术后可延用硬膜外镇痛。硬膜外镇痛效果明显，对抗手术后过度应激反应更加完全，也有助于预防心脏缺血（胸段脊神经阻滞）或有助于预防下肢深静脉血栓的形成，硬膜外镇痛常采用局麻药复合高脂溶性阿片类药物（如芬太尼或舒芬太尼）的方法，可达到相应平面的脊神经镇痛，且很少引起脑神经的不良反应。如椎管内镇痛使用局麻药加低脂溶性吗啡可达到几乎全部脊神经分布范围的镇痛，应注意偶可发生迟发性的呼吸抑制（吗啡随脑脊液上行到呼吸中枢所致）。椎管内镇痛不用于手术后早期使用抗凝或抗栓药物的患者。

手术后切口局部浸润可明显减少手术后镇痛药物的使用，但需依赖于外科医师的配合。超声引导下外周神经阻滞单独或联合全身使用 NSAIDs 或阿片类药物是四肢和躯干手术后镇痛的主要方法之一。

（三）全身给药

1. 口服

适用于神志清醒的、非胃肠手术和手术后胃肠功能良好患者的手术后轻、中度疼痛的控制；可在使用其他方法（如静脉）镇痛后，以口服镇痛作为延续；用作多模式镇痛的组分。口服给药有无创、使用方便、患者可自行服用的优点，但因肝 – 肠"首过效应"以及有些药物可与胃肠道受体结合，生物利用度不一。药物起效较慢，常在术前用药。若在术后应用，只限于胃肠道功能良好的患者。调整剂量时既要考虑药物到达血液和达峰时间，又要参照血浆蛋白结合率和组织分布容积。禁用于吞咽功能障碍（如颈部手术后）和肠梗阻患者。手术后重度恶心、呕吐和便秘者慎用。

2. 皮下注射、肌内注射及胸膜腔或腹膜腔

肌内注射起效快于口服给药，但注射痛、单次注射用药量大、不良反应明显，重复给药易出现镇痛盲区，不推荐用于手术后镇痛。皮下注射虽有注射痛，但可通过植入导管较长时间给药。胸膜腔和腹膜腔给药镇痛作用不明显，又易发生局麻药中毒，不推荐

常规使用。

3. 静脉注射

（1）单次或间断静脉注射给药：适用于门诊手术和短小手术，但药物血浆浓度峰谷比大，镇痛作用不稳定，对手术后持续疼痛者，需按时给药。对静脉有刺激的药物，常出现静脉炎。常用药物有对乙酰氨基酚、NSAIDs、曲马多、阿片类药物（包括激动药和激动拮抗药）的注射剂。

（2）持续静脉注射给药：用等渗盐水或葡萄糖注射液稀释后持续给药。一般先给负荷量，阿片类药物最好以小量分次注入的方式，滴定至合适剂量，达到镇痛效果后，以维持量或按药物的作用时间维持或间断给药。由于手术后疼痛阈值会发生改变，药物恒量输注的效应不易预测，更主张使用患者自控镇。

4. 患者自控镇痛

PCA 具有起效较快、无镇痛盲区、血药浓度相对稳定、可通过冲击（弹丸）剂量及时控制爆发痛，以及用药个体化、患者满意度高等优点，是目前手术后镇痛最常用和最理想的方法，适用于手术后中到重度疼痛。

（1）PCA 常用参数：①负荷剂量（loading dose），手术后立刻使用，药物需起效快，阿片类药物最好以小量分次的方式给予，达到滴定剂量目的。手术后镇痛剂量应既能避免手术后出现镇痛空白期，又不影响手术后清醒和拔除气管导管。也可术前使用作用时间长的镇痛药物，以降低手术后疼痛和减少阿片类药物用量；②持续剂量（continuous dose）或背景剂量（background dose）：目的是希望达到稳定的、持续的镇痛效果。静脉 PCA 时，不主张使用芬太尼等脂溶性高、蓄积作用强的药物，而且最好不用背景剂量。使用背景剂量不但不能获得更好的镇痛效果，还可能出现呼吸抑制等不良反应；③单次剂量（bolus dose）：又称冲击或弹丸剂量，使用速效药物。一般冲击剂量相当于日剂量的 1 / 15~1 / 10；④锁定（lock time）：保证在第一次冲击剂量达到最大使用后，才给予第二次剂量，避免药物中毒。有的镇痛泵设定 1 小时限量（如吗啡 10~12 mg）、4 小时限量等。PCA 的镇痛效果是否良好，以是否安全并达到最小不良反应和最大镇痛作用来评定。包括平静时 VAS 0~1 分，镇静评分 0~1 分，无明显运动阻滞；不良反应轻微或无，PCA 泵有效按压 / 总按压比值接近 1，无睡眠障碍，患者评价满意度高。

（2）PCA 常用给药途径：静脉 PCA（PCIA）、硬膜外 PCA（PCEA）、皮下 PCA（PCSA）和外周神经阻滞 PCA（PCNA）。

1）PCIA：使用的主要镇痛药有阿片类（吗啡、羟考酮、氢吗啡酮、舒芬太尼、氢可酮、芬太尼、布托啡诺、地佐辛等）、曲马多或氟比洛芬酯（flurbiprofen axetil）、酮咯酸（ketorolac）等。在急性伤害性疼痛中阿片类药物的强度有相对效价比：哌替啶 100 mg≈曲马多 100 mg≈吗啡 10 mg≈纳布啡 10 mg≈氢吗啡酮 1 mg≈阿芬太尼 1 mg≈芬太尼 0.1 mg≈舒芬太尼 0.01 mg≈羟考酮 10 mg≈布托啡诺 2 mg≈地佐辛 10 mg。

NSAIDs 应在给予负荷量后酌情持续静脉注射或分次给药，药物镇痛作用有封顶效应，不应超剂量给药。但阿片类药物应个体化给药，分次给予负荷剂量（如非阿片成瘾者，吗啡负荷量为 1~4 mg/次），给药后应观察 5~20 分钟至最大作用出现，并酌情重复此量至 NRS 评分＜ 4 分。

2）PCEA：适用于手术后中、重度疼痛。常采用低浓度罗哌卡因或布比卡因和局麻药复合芬太尼、吗啡、布托啡诺等。舒芬太尼 0.3~0.6 μg/mL 与 0.0625%~0.125% 罗哌卡因或 0.05%~0.1% 布比卡因外周神经阻滞能达到镇痛而对运动功能影响轻，较适合于分娩和需功能锻炼的下肢手术镇痛。PCEA 方案：首次剂量 6~10 mL，维持剂量 4~6 mL/h，冲击剂量 2~4 mL，锁定时间 20~30 分钟，最大剂量 12 mL/h。

3）PCSA：适用于静脉穿刺困难的患者。药物在皮下可能有存留，如吗啡生物利用度约为静脉给药的 80%，起效慢于静脉给药，镇痛效果与 PICA 相似，如采用留置管应注意可能发生导管堵塞或感染。常用药物为吗啡、曲马多、羟考酮、氯胺酮和丁丙诺啡因哌替啶具有组织刺激性不宜用于 PCSA。

4）PCNA：神经丛或神经干留置导管采用 PCA 持续给药。常用局麻药或阿片类药物：0.15%~0.25% 罗哌卡因，0.1%~0.2% 布比卡因，0.1%~0.2% 左旋布比卡因，或 0.8%~1.4% 氯普鲁卡因（上述药内可加舒芬太尼 0.4~0.8 μg/mL，芬太尼 2~4 μg/mL 或吗啡 20~40 μg/mL）。

（四）常用的药物组合

多模式镇痛是最常见的手术后镇痛方式。

1. 镇痛方法的联合

局麻药切口浸润、超声引导下的区域阻滞或外周神经阻滞可单独用于手术后镇痛，但常镇痛不全，可与全身性镇痛药（NSAIDs、曲马多或阿片类）联合应用，在局部用药基础上全身用药，患者镇痛药的需要量明显降低，药物的不良反应减少。

2. 镇痛药物的联合

主要包括①阿片类药物或曲马多与对乙酰氨基酚联合，对乙酰氨基酚的每日最大量 1.5 g，在大手术可减少使用阿片类药物 20%~40%；②对乙酰氨基酚和 NSAIDs 联合，两者各使用常规剂量的 1/2，可发挥镇痛相加或协同作用；③阿片类或曲马多与 NSAIDs 联合，在大手术后使用常规剂量的 NSAIDs 可减少使用阿片类药物 20%～50%，尤其是可能达到患者清醒状态下的良好镇痛，术前使用 COX-2 抑制剂（如口服塞来昔布或静注帕瑞昔布）可发挥抗感染、抑制中枢和外周敏化作用；④阿片类药物，尤其是高脂溶性的芬太尼或舒芬太尼与局麻药联合用于 PCEA；⑤氯胺酮（尤其右旋氯胺酮）、曲马多、加巴喷丁、普瑞巴林及 α_2 肾上腺素能受体激动药可乐定硬膜外给药或小剂量右美托咪啶等术前应用，也可减低手术后疼痛和减少手术后阿片类药物的用量。偶尔可使用 3 种作用机制不同的药物实施多靶点镇痛。

3. 根据不同类型手术后预期的疼痛强度实施多模式镇痛方案

（1）重度疼痛：手术方式包括开腹、开胸术，大血管（主动脉）手术，全膝、髋关节置换术。镇痛方案包括①单独超声引导下外周神经阻滞（如胸部的胸椎旁神经阻滞，腹部的腹横肌平面阻滞），或配合 NSAIDs、阿片类药物 PCEA；②对乙酰氨基酚 +NSAIDs 和局麻药切口浸润（或超声引导下外周神经阻滞）；③ NSAIDs（除外禁忌证）与阿片类药物（或曲马多）的联合；④硬膜外局麻药复合高脂溶性阿片类药物 PCEA。

（2）中度疼痛：手术方式包括膝关节及膝以下的下肢手术、肩背部手术、子宫切除术、颌面外科手术等。镇痛方案包括①超声引导下外周神经阻滞（如上肢臂丛阻滞或下肢全膝关节股神经阻滞或收肌管阻滞）或与局麻药局部阻滞配伍；②方案① + 对乙酰氨基酚或 NSAIDs；③硬膜外局麻药复合高脂溶性阿片类药物 PCEA；④ NSAIDs 与阿片类药物联合行 PCIA。

（3）轻度疼痛：手术方式包括腹股沟疝修补术、静脉曲张、腹腔镜手术。镇痛方案包括①局麻药局部切口浸润和（或）外周神经阻滞，或全身应用对乙酰氨基酚、NSAIDs、曲马多；②方案① + 小剂量阿片类药物；③对乙酰氨基酚 +NSAIDs。

（曹洪英　张　倩）

第六章 呼吸机应用

在重症患者救治期间，应用呼吸机支持通气能够改善患者的通气与换气功能，为治疗赢得时间，帮助患者顺利度过危重期。临床将呼吸机支持治疗称为机械通气，即通过呼吸机预置的压力或容量给患者通气。

机械通气一方面全部或部分替代呼吸肌做功，使呼吸肌得以放松、休息；另一方面通过纠正低氧和 CO_2 潴留，使呼吸肌做功环境得以改善。但长期应用呼吸机会使呼吸肌出现失用性萎缩，功能降低，甚至产生呼吸机依赖。为了避免这种情况的发生，临床上可根据病情的好转，给予适当的呼吸负荷，选择不同的机械通气模式。

第一节 机械通气模式的选择

一、容量控制通气

容量控制通气（volume-controlled ventilation，VCV）指以输出额定气量为切换方式的一种通气模式。这种模式能提供预定的潮气量，通气量稳定，完全替代自主呼吸，有利于呼吸机休息，但宜发生人机对抗、通气不足或通气过度，不利于呼吸肌锻炼。VCV 受气道阻力及肺顺应性影响小，适用于中枢或外周驱动能力很差者，对心肺功能贮备较差者，可提供最大的呼吸支持，以减少耗氧量。

VCV 只需设定通气频率、吸呼比、潮气量或通过每分通气量来设定潮气量、氧浓度、触发灵敏度及相应的报警值，呼吸机即可进行工作。

二、压力控制通气

压力控制通气（pressure controlled ventilation，PCV）是以压力变化为切换方式的一种通气模式，即当吸气时气道压力上升至设定值时，呼吸机由原来的吸气相转为呼气相。部分呼吸机在 PCV 时，吸气一开始气道压即可达到设定的吸气压力，然后按照所设定的吸气时间和呼气时间来进行吸气相和呼气相的转换，这实际是压力切换和时间切换的组合。由于 PCV 时最大吸气压力可固定不变，当肺顺应性、气道阻力、肺容积发生变化时，潮气量会随之发生改变，因此，PCV 潮气量调节较复杂，应用时气道压力恒定，潮气量为变量。常应用于通气功能差、气道压较高的患者；用于 ARDS 有利于改善换气；新生儿、婴幼儿；补偿漏气。

三、压力支持通气

压力支持通气（pressure support ventilation，PSV）是一种辅助通气模式，即在有自主呼吸的前提下，吸气努力达到触发标准后，呼吸机提供一高速气流，使气道压很快达到预置辅助压力水平，以克服吸气阻力和扩张肺，并维持此压力到吸气流速降低至吸气峰流速的一定百分比时，吸气转为呼气。该模式由自主呼吸触发，并决定 RR 和 I / E，较 PCV 更接近生理状态，增加患者舒适感，可减少自主呼吸的呼吸功和氧耗量，同时有助于呼吸肌的锻炼，可减轻长期机械通气而产生的呼吸肌萎缩。通常用于呼吸肌治疗撤除的过程中、危重哮喘、慢性阻塞性肺疾病、胸部外伤和手术后需长期呼吸机支持者。

四、间歇指令性通气和同步间歇指令性通气

间歇指令性通气（intermittent mandatory ventilation，IMV）和同步间歇指令性通气（syn-chronized intermittent mandatory ventilation，SIMV）是一种容量控制通气与自主呼吸相结合的特殊通气模式。患者在获得间歇或同步间歇指令性通气的间歇时间内，进行自主呼吸，呼吸机可提供能满足自主呼吸通气量并与容量控制通气相同氧浓度的气体。

IMV 与 SIMV 不同之处在于，SIMV 的机械通气时，在特定的触发窗内，呼吸机根据触发敏感度的设定探知患者的吸气努力并即刻按预设的潮气量或压力给予一次强制通气，让指令通气的输送与患者的吸气用力同步，而 IMV 不能。IMV 或 SIMV 时，必须预置每分通气量或潮气量、通气频率、吸呼比、吸气停顿时间、SIMV 频率、氧浓度及报警值等。使用 SIMV 时应注意：SIMV 频率不得大于通气频率；每分钟强制通气量必

须低于患者的需求量，这样患者才能进行自主呼吸；每分钟机械通气量和 SIMV 频率应酌情逐渐降低，要避免盲目性，否则易导致呼吸肌疲劳和通气不足。

五、同步间歇指令性通气加压力支持通气

同步间歇指令性通气加压力支持通气（SIMV+PSV）是一种新型通气模式，集容量控制通气和压力支持通气的特点为一体。该模式与 SIMV 的区别在于，自主呼吸时均受到一定吸气压力水平的支持，从而克服了吸气突然负荷过重和通气量需求反应差的问题；与 PSV 的区别在于，通气过程中有一定次数的容量控制通气插入，从而有效保证了每分通气量，避免单用 PSV 的通气不足或频率过快。

六、分钟指令通气

分钟指令通气（mandatory minute ventilation，MMV）是由微机控制的一种机械通气模式。呼吸机按照预设的每分通气量送气，若患者自主呼吸气量低于预设值，不足部分由呼吸机提供，若自主呼吸气量已大于或等于预设值，呼吸机则停止呼吸辅助。此时潮气量与自主呼吸动力有关，而与所设潮气量无关。如患者自主呼吸能力不能达到所设定的每分钟最小通气量时，呼吸机内微机则会自动启动机械通气来补足每分钟最小通气量，此时机械通气的潮气量为设定潮气量；如患者无自主呼吸时，则完全由机械通气来完成每分最小通气量。

MMV 可保证给呼吸肌无力或其他呼吸功能不稳定的患者提供足够的每分通气量，主要缺点是呼吸频率快时，因潮气量小，VD / VP 增大，导致肺泡通气量不足。

七、持续气道内正压

持续气道内正压（continuous positive airway pressure，CPAP）是在自主呼吸的基础上，无论吸气相还是呼气相，均使气道内保持正压的一种特殊通气模式。该模式有防止肺萎缩、增加功能余气量、改善肺顺应性、缓解哮喘支气管痉挛的作用，主要应用于急性呼吸窘迫综合征、睡眠呼吸暂停综合征及哮喘发作期等。

八、呼气末正压通气

呼气末正压通气（positive end expiratory pressure，PEEP）是在呼气末维持气道内正压

的一种功能，是一种机械通气的附加功能，呼吸机在吸气相产生正压，将气体压入肺脏，保持呼吸运动压力高于大气压，在呼气相中保持一定正压。可应用于 VCV、PCV、PSV、SIMV、SIMV+PSV 等通气模式。采用 PEEP 治疗时要先选择机械通气模式，再调节 PEEP 水平，调节时先从低值开始逐渐升高，直到最佳值，使 PaO_2 升高理想但又不影响心输出量。肺水肿、重症肺炎合并呼吸衰竭及弥漫性肺不张等疾病是 PEEP 的主要适应证。

九、反比通气

反比通气（inverse ratio ventilation，IRV）是一种特殊的通气方式。常规通气和自然呼吸时，吸气时间（Ti）小于呼气时间（Te），若设置 Ti / Te 大于 1 即为 IRV，吸呼比由 2.5∶5~1∶1.5 改为 1∶1~4∶1。

此模式的优点是：①延长气体均匀分布时间，气体交换时间延长，气道峰压和平台压也相应下降，可预防气压伤；②缩短气道产生 PEEP，增加 FRC，有利于萎缩的肺泡复张。缺点是：①与自主呼吸不能协调，需要安定药或肌松药打断自主呼吸；③肺泡扩张时间延长，与 PEEP 综合作用，可加重对心血管系统的抑制和减少重要脏器的血供。主要用于肺硬化或肺纤维化的患者。

（翟　琳　刘肖倩）

第二节　机械通气的适应证与禁忌证

一、适应证

机械通气的适应证主要为通气不足与低氧血症。如脑部外伤、感染、脑血管意外及中毒等所致中枢性呼吸衰竭；支气管、肺部疾病所致周围性呼吸衰竭；呼吸肌无力或麻痹状态；胸部外伤或肺部、心脏手术；心肺复苏等。

1. 通气不足

由于中枢神经、肺部或呼吸道等原因引起的通气不足致使肺泡低通气，造成 pH 下降与 $PaCO_2$ 增高，以 pH 下降更为重要，当呼吸性酸中毒 pH 下降到 7.2 以下时，则必须用机械通气。如果患者有急性呼吸衰竭的表现，不论 pH 的高低，均须行气管内插管并立即开始机械通气；当 $PaCO_2 > 50$ mmHg 而 pH < 7.3，也是应用的指征。

2. 低氧血症

当 $FiO_2 \geqslant 50\%$ 并 $PaO_2 \leqslant 60$ mmHg 时应行机械通气。

3. 各种原因导致的急性呼吸衰竭

包括①肺实质病变或气道阻塞；②中枢性呼吸停顿、脊髓高位截瘫及急性颅脑损伤；③连枷胸等胸壁机械动力学的破坏；④手术后支持疗法；⑤高代谢状态；⑥药物过量等。

二、禁忌证

机械通气是治疗呼吸衰竭和危重患者呼吸支持最为有效的手段。禁忌证主要包括严重的急性心肌梗死（尤其是右室心肌梗死）、活动性大咯血、严重肺大疱、肺囊肿、未经引流的气胸和纵隔气肿、未经治疗的低血压、食管－气管瘘等。

但有时为了抢救患者生命，这些也不是绝对的禁忌证。如左心急性心肌梗死合并左心衰竭及肺水肿者，仍需要机械通气；右心心肌梗死合并呼吸功能不全者，也应进行辅助通气；活动性大咯血患者，有时需要气管内插管以保持气道通畅并吸除阻塞气道的血液或凝血块，在间歇期间也可行辅助呼吸；严重肺大疱、肺囊肿、未经引流的气胸和纵隔气肿，尤其是张力性气胸在未建立胸腔闭式引流时，禁用机械通气治疗。

（单明霞）

第三节　呼吸机主要参数的调节

一、呼吸频率

呼吸频率指每分钟内机械通气的次数，反映呼吸周期的长短。在控制呼吸时，通常按照预先设定的呼吸频率或呼吸周期来执行，但在辅助呼吸时，由于自主呼吸可触发呼吸机而使呼吸频率增快，呼吸周期发生变化。设置呼吸频率时首先应观察患者的自主呼吸频率，若患者的自主呼吸频率基本正常或明显减弱甚至已经停止，则按正常人的呼吸频率进行设置，成年人 14~20 次 / 分，儿童 16~25 次 / 分，婴儿 28~30 次 / 分。

二、潮气量

潮气量指平静呼吸时每次吸入或呼出的气量，在机械通气时，指患者通过呼吸机每次吸入或呼出的气量，与年龄、性别、呼吸习惯、机体新陈代谢等因素有关。根据气体交换情况，可分为有效潮气量和无效潮气量两部分。参与气体交换的部分称有效潮气量，通常情况下改变潮气量主要改变此部分潮气量；未参与气体交换的部分称无效潮气量，它反映了呼吸无效腔的情况，即解剖无效腔和生理无效腔之和。机械通气时潮气量通常按成年人 8~10 mL / kg、小儿 10~15 mL / kg 调节，潮气量的设定并非恒定，应根据患者的血气分析进行调整。

三、每分通气量

每分通气量、呼吸频率、潮气量三者间的关系为：每分通气量 = 呼吸频率 × 潮气量，正常人为 7~8 L / min，若 > 10 L / min 则提示通气过度，若 < 3 L / min 则提示通气不足。

四、吸气与呼气时间比

吸气与呼气时间比（简称吸呼比）指吸、呼气时间各占呼吸周期中的比例，从呼吸生理角度分析，吸气时间有助于吸入气（氧气）的分布，但可能对循环功能带来不利的影响；呼气时间主要影响二氧化碳的排出。吸呼比值大小与吸气流速密切相关，如潮气量不变，吸气流速增快，则吸气时间相应缩短，吸呼比值缩小；反之，吸气流速减慢，吸气时间延长，吸呼比值增大。正确的吸呼比应该为（吸气时间 + 吸气停顿时间）/ 呼气时间，最大范围 1：4~4：1，常用值为 1：1.5~2：1，特殊情况下也可选用 2：1~3：1 或 4：1，这就是反比呼吸。

五、触发灵敏度

触发灵敏度指在使用呼吸机辅助通气模式时，靠患者自主吸气的初始动作使吸气管路中产生负压，被呼吸机中特定的传感器感知而同步协调地启动呼吸机行机械通气，这种感知阈称为触发灵敏度，相应的有流速触发灵敏度和压力触发灵敏度。流速触发灵敏度通常设定为 3~5 L / min，压力触发灵敏度通常可选用的界限为 −0.5~20 cmH$_2$O，触发值越接近零位，灵敏度越高，反之越低。

六、吸气压力

机械通气均是应用正压通气抵消胸、肺的弹性阻力，使肺膨胀，一般以能达到满意的潮气量的最低通气压力（15~20 cmH$_2$O）为宜。定容通气吸气压力随潮气量、气道阻力、吸气流速、肺顺应性的大小而变化，潮气量和（或）气道阻力越大，吸气流速越快，肺顺应性越低，吸气压力就越大；反之，则吸气压力越小。定压通气时，吸气压力的调节尤为重要，它决定潮气量的大小，但又受气道阻力、肺容积、肺顺应性等多种因素的影响。在压力辅助通气时，潮气量除受吸气压力水平的影响外，还与患者的自主吸气时间长短和吸气努力程度有关，患者吸气时间越长或吸气越用力，潮气量越大，反之，则潮气量越小。

七、吸入氧浓度

在呼吸机治疗初期，为迅速纠正低氧血症，可以应用较高的氧浓度（＞60%），但持续时间应少于 6 小时，避免氧中毒。低氧血症未能完全纠正的患者，不能一味提高氧浓度，应通过选用 PEEP 等方式来调节。

（麻　宁　王永立）

第四节　机械通气期间的监测

一、呼吸机的自动监测

1. 压力监测系统
以压力传感器持续监测患者气道压的变化，压力监测分高压和低压两种，当实际压力超过或低于所设置的压力水平时，呼吸机将以压力报警形式提醒操作者。一般情况下，高压上限设定在正常气道最高压（峰压）上 5~10 cmH$_2$O；低压下限设定在能保持吸气的最低压力水平。

（1）高压报警：常见于患者咳嗽、分泌物堵塞气道、支气管痉挛、管道扭曲、人机对抗等。处理方法：①检查呼吸机管道是否打折、扭曲、管道内积水是否过多，并予以排除；②检查患者是否有分泌物堵塞气道、咳嗽等情况，如有应及时清理呼吸道，对于支气管痉挛者可遵医嘱采取解痉措施；③当出现气胸、肺不张、肺部炎症加重、肺水肿和支气管痉挛等并发症时，肺的顺应性降低，气道阻力增加，行容量控制等通气方式时，可发生压力报警；④若出现人机对抗，可以遵医嘱适当使用镇静剂，对于必须行控制通气的患者，使用肌肉松弛剂以抑制自主呼吸；⑤气道压力高限报警的设置过低。

（2）低压报警：常见于气源不足、潮气量过大致吸气时间短、气道管路漏气、进气阀故障、工作压力未设置、气道压力下限设置太高等。处理方法：①检查空气 - 氧混合器和气源；②调整潮气量和（或）延长吸气时间；③仔细检查呼吸机管路，更换破裂管道并将各接头接紧，尤其检查容易忽视的接口如集水罐等，检查气管导管气囊充气情况，必要时重新充气；④请维修人员检查进气阀；⑤设定工作压力。

2. 容量监测系统

呼吸机的容量监测装置主要为保障患者的通气量或潮气量而设置。

（1）低容量报警：该报警装置为保障患者有足够的通气量。防止管道和人工气道漏气引起的通气不足和脱机给患者带来的危险有相当重要的价值。常见原因为低限值设置过高、气囊漏气或充气不足、管道漏气、通气受阻或不畅、患者呼吸功能不全。处理方法：①合理设置低限值；②检查气管导管充气情况，必要时重新充气，管道有漏气者应更换破裂管道并将各接头接紧；③解除通气受阻或不畅的原因；④若是患者呼吸功能不全引起，应调整机械通气模式。

（2）高容量报警：容量报警的高水平限制主要在于提醒人们重视和防止实际潮气量和每分通气量高于所设置水平状况的出现。

1）患者触发了通气量高限报警：多见于自主呼吸强的患者，在使用 IMV、PSV、SIMV、CPAP 等方式时，由于自主呼吸频率增加、呼吸深度增大，使患者的自主通气量增大，触发通气量报警。

2）呼吸机设置不当，触发高限报警：①通气量报警的上限设置太低，此时患者无不适现象，应重新进行报警上限的设置；②潮气量或每分通气量设置过大，应重新核查通气条件；③触发敏感设置不当，重新设置。

3. 氧浓度监测

吸入氧浓度过高会引起氧中毒，过低则不能满足患者纠正缺氧的需要。氧浓度报警是用于保障氧浓度在所需要的水平，报警水平可根据病情需要设置，一般可高于或低于实际设置氧浓度的 10%~20%。

4. 湿化器温度监测

湿化器温度监测是防止湿化温度过高或过低的保险装置。温度过高可能引起呼吸道灼伤，温度过低又妨碍对吸入气体的加温和湿化，理想的温度监测是保持湿化器温度恒定在所需要的范围 30~40℃。

5. 电源报警

主要原因见于停电或电源插头脱落。处理方法：立即将呼吸机与患者的人工气道脱开，给予人工通气以确保患者正常的通气功能；如为电源插头脱落则同时重新连接电源。

6. 低 PEEP 或 CPAP 水平报警

设置此项报警参数时，一般以所应用的 PEEP 或 CPAP 水平为准，一旦低于这个水平时呼吸机就会报警。

二、生命体征的监测

在机械通气期间应密切观察患者的生命体征及皮肤、神志、尿量等一般情况的变化。同时应定时听诊肺部呼吸音。机械通气时，两侧的胸廓活动应对称，两侧肺呼吸音的强弱应一致，否则提示气管插管进入一侧支气管或伴有肺不张、气胸等情况。注意观察有无自主呼吸与机械呼吸的对抗，出现人机对抗的原因主要有：①呼吸机失灵或调节不当；②呼吸道梗阻；③自主呼吸过于急促；④全身疾病的影响，如败血症、高热、严重酸碱失衡等；⑥精神因素等。处理方法：适当增加潮气量或呼吸频率，以过度通气来减弱患者的自主呼吸；如为控制通气者，可改为 IMV，适当应用镇静药、镇痛药、肌肉松弛药等以减弱自主呼吸。

三、动脉血气分析的监测

动脉血气分析是判断通气和氧合情况的主要依据，是机械通气中监测的重要指标。

一般在呼吸机治疗后及呼吸机参数做较大调整后每30分钟均应做一次动脉血气分析，直至达到所设置的呼吸机参数基本符合患者的需要。

机械通气期间 PaO_2 应维持在 60 mmHg 以上，说明所设置的有关纠正低氧血症的呼吸机参数基本合理。此外，还需监测动脉血氧饱和度和经皮血氧饱和度。$PaCO_2$ 是判断呼吸性酸、碱中毒的主要指标，呼吸性酸中毒预示通气不足即高碳酸血症，呼吸性碱中毒预示通气过度即低碳酸血症。$PaCO_2$ 的正常值是 35~45 mmHg，高于 50 mmHg 提示有通气不足，应分析并排除可能的外界影响因素，加强气道湿化和充分吸引，应用支气管扩张剂，必要时更换导管或套管，调整管道位置等。采取上述措施后仍未纠正，则可调整呼吸机参数、延长呼气时间，促进二氧化碳的排出，吸 / 呼最长可达 1 : 3~1 : 2.5；低于 35 mmHg 提示通气过度，可通过降低呼吸频率、减少潮气量、缩短呼气时间等措施进行调整。持续监测 $P_{et}CO_2$ 可以替代监测动脉血 $PaCO_2$，使患者免去反复抽血的痛苦。

四、胸部 X 线的监测

胸部 X 线可帮助明确人工气道的位置，发现肺水肿、气胸、皮下气肿、肺部感染、肺不张等，同时也是决定患者是否脱离呼吸机的重要指标之一。

（杨博文　万乐文）

第五节　机械通气的并发症及处理

一、循环功能障碍

主要表现为血压下降、心输出量下降、脉率增加、PCWP 上升、CVP 增高或正常、PaO_2 升高或下降、尿量减少、神志模糊。主要是由于潮气量过大、吸气压力过高、吸气停顿时间过长或 PEEP 过高所致应调整呼吸机参数，必要时使用多巴胺等升压药物。

二、气压损伤

在用呼吸机时由于压力过高或持续时间较长，可因肺泡破裂导致不同程度的气压伤，如间质性气肿，纵隔气肿，自发性或张力性气胸。主要表现为气胸、纵隔气肿、皮下气肿和气腹等。患者表现为烦躁不安、心率增快、血压下降、气管移位、颈胸部皮下气肿、患侧胸部叩诊呈鼓音、呼吸音消失。原因主要是气道压力过高。预防办法为尽量以较低压力维持血气在正常范围，流量不要过大。处理包括及时行胸腔闭式引流，减少潮气量，适当延长吸气时间或减慢吸气流速等。

三、呼吸道感染

呼吸道分泌物的外观改变是呼吸道感染最常见的临床表现，如黄、绿色脓痰等，还可结合体温、血常规、胸片及分泌物的病原学检查。原因包括操作不当、用具消毒不严、气管切开处未及时换药、通气湿化不足、排痰不力等。处理包括加强呼吸道管理，严格无菌操作；保持气道良好的湿化，及时排尽气道分泌物；定期做分泌物细菌培养，针对性应用抗生素；定期胸部摄片，明确感染范围，配合体表定位理疗，必要时可行纤维支气管镜下肺泡灌洗。

四、胃肠道胀气

原因包括①面罩机械通气，吸气压力过高，将气体吸入胃里；②吞咽反射；③碱中毒；④低血钾；⑤胃肠道淤血。处理包括持续胃肠减压，服用胃肠动力药物，促进肛管排气等。

五、呼吸机肺

长期高氧浓度、潮气量过大或吸气压力过高，造成肺毛细血管通透性增加、肺泡间质水肿、表面活性物质活力降低、肺顺应性下降、肺泡进行性不张、纤维组织增生及肺透明膜形成等，从而导致换气功能障碍。处理为早期选用合适的氧浓度进行机械通气以预防氧中毒。

（刘玉敏）

第七章　麻醉科仪器设备使用与维护

第一节　麻醉机

麻醉机（anesthesia machine）是临床麻醉中最重要的设备，是通过机械回路将麻醉药物送入患者的肺泡，形成麻醉药气体分压。药物弥散到血液后，对中枢神经系统直接产生抑制作用，从而产生全身麻醉的效果。现代麻醉机正朝着智能化、集成化系统发展，各部件组合协调、灵活、可靠，结构紧凑、合理，使用界面清晰，操作方便快捷。它主要有以下特点：①防止缺氧和必要的安全监测系统；②浓度精确的专用麻醉蒸发器；③管理呼吸的麻醉呼吸机；④生命体征监护仪；⑤符合国际标准的连接部件和气体供应输送系统；⑥麻醉残气清除系统。

一、麻醉机的分类

（一）按照功能和结构分类

1. 空气麻醉机

空气麻醉机轻便适用，可直接利用空气和氧气作为载气，能进行辅助呼吸和控制呼吸，满足各种手术要求。

其工作原理是：患者在完成麻醉诱导后，将空气麻醉机与密闭式面罩或气管导管连接。吸气时，混合气体经开启的吸气活瓣进入患者体内；呼气时，呼气活瓣开启，同时吸气活瓣关闭，排出呼出的气体。当使用辅助或控制呼吸通气时，可利用折叠式风箱，吸气时压下，呼气时拉起，保证患者有足够的通气量。同时根据实际需要，调整乙醚开关以维持稳定的麻醉水平。

这种装置的不足之处是乙醚浓度较低，只能作为麻醉的维持，而且乙醚的消耗量较大，易造成环境污染。

2. 直流式麻醉机

直流式麻醉机由高压氧气、减压器、流量计、麻醉药液蒸发器组成。

3. 循环紧闭式麻醉机

循环紧闭式麻醉机以低流量的麻醉混合气体，经逸气活瓣（门）单向流动供给患者。呼出的气体经呼气活瓣进入 CO_2 吸收器重复使用。其结构主要由供氧和 N_2O 装置、气体流量计、蒸发器、CO_2 吸收器、单向活瓣、呼吸管路、逸气活瓣、储气囊等组成，现代的麻醉机还配备有通气机气道内压、呼气流量、呼气末二氧化碳浓度、吸入性麻醉药浓度、氧浓度监测仪、低氧报警及低氧 $-N_2O$ 自动保护装置。

（二）按照流量高低分类

（1）高流量麻醉机。

（2）低流量麻醉机。

（三）按照使用者年龄分类

（1）成年人用麻醉机。

（2）小儿用麻醉机。

（3）成年人小儿兼用麻醉机，目前多用，即成年人麻醉机上配有小儿回路及小儿呼吸机风箱。

二、麻醉机的基本结构

尽管麻醉机的样式、型号不同，但基本结构大致相同，可分为基本部件、附加装置和安全装置三大部分。

（一）麻醉机的基本部件

1. 气源与氧压表

麻醉用气体包括液化气体和压缩气体。气源有氧气、氧化亚氮和压缩空气，最常用的是氧气与氧化亚氮。气源贮于高压钢瓶内或由中心管道供给，气体经压缩后成为压缩气体贮于压缩气筒内。其物理状态包括①压缩气态：如压缩氧或压缩空气，满筒氧压力为 $150 \ kg / cm^2$；②液化气态：如氧化亚氮、二氧化碳、环丙烷等，满筒氧化亚氮压力为 $45 \sim 50 \ kg / cm^2$，当氧化亚氮含量减少到不足 $1 / 4$ 筒时，压力表值迅速下降，需要更换。

麻醉机连接气源时，不同的气体必须用不同颜色的管道来区分；不同气体的连接头采用不可互换的设计，严禁接错，使用时遵守正确的操作步骤。设置有高压与低压两种压力表，高压表连接在气筒的输出口上，能正确显示钢瓶内的压力；低压表一般设计在麻醉机板面上显眼的位置，表值读数为氧气进入麻醉机械通气系统内部的压力。高压表下降至 $5\,kg/cm^2$，低压表下降至 $2.5\,kg/cm^2$ 时，提示氧气已接近耗空，需要更换。

2. 减压阀

减压阀又称压力调节器。因贮气筒内气体压力很高，随着温度和容积的改变而变化，而麻醉机需用低而稳定的气流，所以减压阀的作用是把贮气筒内高而变化的压力降为低而稳定的压力，供麻醉机安全使用。减压阀分为固定减压阀、可调节的减压阀和二重压力减压阀，麻醉机最常用的是固定减压阀，位置在高压表的下方，用不易损耗的材料制作，一般压力为 $4\,kg/cm^2$。

3. 快速充氧装置

按下快速充氧钮，氧气以 50 L/min 的流速进入呼吸回路，使手控呼吸囊迅速充盈，便于紧急情况下使用。

4. 气体流量计

麻醉机上有各种气体流量计，用以表示每分钟的流量，以 mL/min 或 L/min 读数。麻醉机上通常有氧气和氧化亚氮两种气体流量计，采用针栓阀控制钮。麻醉机上的氧流量计多采用双管、并立、串联、加长型，目的是增加气流量的准确性。同时必须配备 N$_2$O-O$_2$ 比例互锁控制装置，保证输出的麻醉气体中氧浓度不低于 25%；当氧气供应不足或中断时，氧化亚氮供应自动切断。

氧气流量计可以在待机模式下、任何通气模式中使用，甚至可以在机器关闭状态下使用。它可以在脊柱麻醉、硬膜麻醉或其他局麻的情况下为患者提供补充的吸入氧气，还可给手压自动充气袋的混合吸入气体提供增补。

5. 蒸发器

蒸发器（又名挥发罐）是麻醉机的关键部件，用于给新鲜气体添加来自所用液体麻醉剂（即异氟醚、氟烷、安氟醚、七氟醚或地氟醚）的、计量精确的雾化气体。它的基本原理是利用周围环境的温度和热源的变化，把麻醉药物变成蒸发气体，通过一定量的载气，其中一部分气体携走饱和的麻醉气体，成为有一定浓度的麻醉蒸气的气流，直接进入麻醉回路。各种麻醉药物的沸点及挥发性能各不相同，要求必须单药专用，不能相互替代。蒸发器（挥发罐）标有药名，并有醒目的颜色标签，如安氟醚为橘红色、异氟醚为紫色、七氟醚为黄色等。现代麻醉机的蒸发器多放置在麻醉呼吸环路之外，装在流量计与气体出口之间，固定装在流量计输出端的右侧，有单独的氧气气流与之连接，蒸发出的吸入性麻醉药蒸气与主气流混合后再供患者吸入。

蒸发器有自锁功能，确保每次只使用两个蒸发器中的一个（它有一个选择杆，用于选择要启用的蒸发器）。若要使用其中一个蒸发器，只需将选择杆从它上面移开即可；同时另一个蒸发器则被锁定，无法使用。若选择杆处于中间位置，则表明两个蒸发器都处于锁定位置。

6. 导向活瓣

导向活瓣是麻醉机的主要部件之一，由两个相反的活瓣组成。活瓣片采用轻质、不变形、不粘贴的特殊材料制成圆形平片，可使阻力减小到最低程度。活瓣片放在透明罩内，便于观察活瓣开闭是否灵活。导向活瓣一个安置在 CO_2 吸收器的附近，吸气时开启，呼气时关闭，称吸气活瓣；另一个活瓣靠近逸气活瓣，呼气时开启，吸气时关闭，称呼气活瓣，由此引导气流在麻醉机内呈单向运行。

7. CO_2 吸收器

CO_2 吸收器为紧闭式麻醉机的必要设备，借吸收罐中的吸收剂与 CO_2 起化学反应，清除患者呼出的 CO_2。吸收剂有钠石灰和钡石灰二种，临床常用钠石灰。CO_2 吸收罐用透明度良好的有机化学玻璃制成，便于直观了解钠石灰的颜色变化，以了解其消耗程度。麻醉机都采用大容量 CO_2 吸收罐，两个吸收罐垂直叠放，气流自上而下通过，上下两罐可交替换用。两罐容量一般 > 1200 g，保证 CO_2 吸收完全，可连续 8 小时或更长时间。使用中注意观察 CO_2 吸收剂的颜色，当集成呼吸回路中有 2/3 的 CO_2 吸收剂变色时，应给予更换。吸收剂颜色变化根据钠石灰中的指示剂不同而不同。钠石灰对皮肤有刺激作用，并存在对眼睛造成严重伤害的危险，故勿直接接触。

8. 逸气活瓣和废气清除阀

逸气活瓣靠近呼气活瓣端，平时处于关闭状态，需要时临时开启。由弹簧控制，其阻力在 0~50 cmH_2O，机内压力超过预调阻力时开启，排出机内多余气体。逸气阀又称气道压力控制阀（airway pressure control valve，APL），使用时一般将压力预设在 30 cmH_2O。

APL 有两项功能，可以在手动通气过程中限制最大压力，还可在手动通气和自主呼吸中将过剩的气体排入排废气系统。其通过呼吸机连接至患者气道，仅当呼吸机处于手动自主模式或不考虑呼吸机的状态时才起作用。

APL 有个带标签的旋钮，用于在自主呼吸和手动通气模式之间选择，并指示大致的压力设置。当逆时针充分旋转旋钮时，自主呼吸压力释放，自动消除患者呼气阻力。

在手动模式下，可通过旋转旋钮改变气体流进该阀并进入排废气系统的压力阈值，顺时针方向旋转旋钮可增大压力阈值，逆时针方向旋转旋钮可减小压力阈值，提起旋钮顶部将暂时释放压力。

9. 呼吸囊、波纹管、Y 型接头和面罩

可按患者不同年龄选用不同型号，波纹管由硅橡胶制成耐高压消毒，可重复使用，可弃式一次性呼吸管路可避免交叉感染。

（二）麻醉机的附加装置

1. 自动呼吸机

呼吸机是麻醉机必要的组成部分。麻醉呼吸机的驱动有气动、气动电控和电动。气动型的呼吸器属老式产品，单以压缩氧为动力源；较新型的麻醉呼吸机大多是氧气驱动，电控式的；内置电动电控麻醉呼吸机无须驱动器，能在断气的情况下，由大气补充进行通气，保证患者的安全。常用的麻醉呼吸机用气动电控，供气装置采用皮囊折叠式和皮腔活塞式两种。皮囊有成年人和儿童两种，使用时可以互换；但活塞式呼吸机为固定的一种。皮囊折叠式呼吸机为气动电控装置，耗氧量较大；活塞式呼吸机为电控电动装置，送出的潮气量较精确。麻醉机上的呼吸机多数为定容型，但有些较高档的麻醉呼吸机除有容量通气模式外，还可以选择压力通气模式。所有麻醉呼吸机都有潮气量、呼吸频率、吸呼比、气道压及每分通气量等常规功能的调节和监测，在显示屏上有数字和呼吸波形。

2. 氧浓度测量传感器

氧浓度测量传感器安装在呼吸回路的吸入端，该传感器有两个单独的电化学电池，或者说传感器分两个部分。当传感器暴露在氧气中时，会在每个电池内发生电化学反应。氧气监测仪测量每个电池产生的电流，并计算两个电池的平均值，然后将该平均值转换为氧气浓度。

3. 生命体征监测系统

麻醉机上装配的生命体征监测系统包括呼吸循环系统的各项常用监测项目，如心率、呼吸、血压、脉搏、血氧饱和度等，有的还有各种气体浓度测定等。

（三）麻醉机的安全装置

1. 压缩气筒和中心供氧面板上的颜色标记

为了保证安全使用，各种麻醉气体涂有不同颜色加以区别，但各国使用的颜色不完全一致，我国压缩气筒颜色氧气为浅蓝色，氧化亚氮为灰色，二氧化碳为铝白色，空气为黑色。

2. 气源接头轴针安全系统

CO_2 或氧化亚氮气源接头错接在氧气接头可产生人为的严重事故。为杜绝此类事

故，近年来国际上已采用气源接头轴针安全系统，在气筒阀接头或在中央供气系统出口增设两个大小不同、距离不等的轴眼，在麻醉机进气管接头上增设两个大小不同、距离不等的针突，只有针突与轴眼两者完全相符时才能相互连接，由此保证绝对连接正确。

3. 低压氧自动切断装置

为使用氧化亚氮和氧混合气时防止缺氧的一种安全装置，又称防止缺氧压力调节器。

4. 废气排气阀

在逸气活瓣排气口接一根长管至室外，使废气排至室外，以减少麻醉气体的环境污染。

三、麻醉呼吸机的参数设置

潮气量、通气频率和吸呼比是机械通气中的基本工作参数，另外还有诸多调节参数直接或间接的确定基本参数。

（1）通气频率（f）为每分钟通气周期数，以次/分（bpm）为单位，一般成年人控制通气模式下选择 12~20 bpm。

（2）潮气量和每分通气量：潮气量是呼吸机每次输出气体的容积，以 mL 为单位。成年人常用范围为 8~12 mL/kg。每分通气量为呼吸机每分钟输出气量的总和，等于潮气量和通气频率的乘积，$MV=f \times TV$。成年人常用范围为 100~130 mL/kg。

（3）气道峰压或吸气压是吸气期的最高气道压，以 kPa 或 cmH_2O 为单位，通常调节范围为 0.8~2.0 kPa（8~20 cmH_2O）。

（4）吸呼比（1:E）是指吸气时间为1，与呼气时间的比例，常用范围 1:2.5~1:1.5。

（5）吸气流为呼吸机吸气期输出气体的气流率，以 L/min 为单位。常用范围为 10~90 L/min。

（6）灵敏度为辅助通气模式下同步呼吸吸气触发调节参数，压力起动呼吸机以 cmH_2O 为单位，常用值为 -0.5~2.0 cmH_2O。

（7）窒息时间是在辅助控制通气模式下，自主呼吸停止转换为控制通气的时间调节，通常调定在 7~15 s。

（8）吸气平台时间：吸气时间（Tip:Ti）调节范围为 0~15 cmH_2O。

四、麻醉机使用前准备与检查

将麻醉机放置于手术床头右侧适当位置，选择合适的波纹管、呼吸囊和面罩，连接地线，插上电源插头，交流电指示灯亮，正确连接氧气源，检查氧气供气软管是否有破损和漏气，开启麻醉机总开关，麻醉机面板上的压力表应显示在 4 kg/cm² 左右，说明供气压力正常。

（一）检查气体流量

观察氧流量计，慢慢向左旋开流量计针栓钮，见浮标向上活动自如，达到允许的最大范围内，关闭针栓钮。

（二）检查二氧化碳吸收剂钠石灰的效能

钠石灰的颜色改变、颗粒变硬，说明钠石灰已失去功效，必须更换。

（三）正确连接波纹管、呼吸囊

观察管路各处是否有破损。

（四）快速充氧开关性能检查

关闭 APL，手堵回路 Y 型接头，按压快速充氧钮，给呼吸回路快速充氧，见呼吸囊迅速膨胀，当回路气道压力表指针达 30 cmH$_2$O 时，手立即松开快速充氧钮，气压表的指针应原地不动，如指针仍上升，说明快速充氧钮关闭不严，该机暂不能使用，应检修后再使用。

（五）麻醉机密闭性能检查

操作与快速充氧开关性能检查相同，当快速充氧，压力表指针达 30 cmH$_2$O 时，手立即松开快速充氧钮，保持 10 秒气压表的指针应原地不动，若指针慢慢下降说明呼吸回路系统漏气，此时要进一步做其他检查，如波纹管、呼吸囊有无小孔，钠石灰罐橡胶垫是否完好无损，连接是否紧闭可靠，是否有钠石灰颗粒被卡。确定呼气活瓣和吸气活瓣严密盖紧后，再按操作步骤检查麻醉机密闭性，确保回路系统无漏气。

（六）APL 检查

检查麻醉机密闭性能好，压力表指针达 30 cmH$_2$O 时稳定 10 秒不动，说明密闭性能好，慢慢旋开 APL，气道压力值应逐渐下降至"0"，以确保 APL 排气功能正常。

（七）手动通气和呼吸机自动通气检查

1. 手动通气检查

将另一个呼吸囊安装在 Y 型接头上，作为模拟肺用。开关旋至手动模式，快速充氧使两个呼吸囊膨胀，充满适量的气体，挤压手控呼吸囊行手动通气，观察模拟肺的膨胀与收缩情况，并观察吸气和呼气两个活瓣的活动情况，开闭应灵活自如，以保证手动通气工作正常。

2. 呼吸机自动通气检查

根据患者体重设置好呼吸参数，正确设置报警界限，将转换开关转至自动档，将氧流量调至 1~2 L/min，开启呼吸机，观察模拟肺的活动情况，再观察呼吸机显示屏监测参数是否在预设范围内，气道压是否正常，确定自动通气功能正常后才能用于患者。

经过上述步骤检查，确定麻醉机各项功能正常后，做装置的总检查：麻醉机总开关打开，氧气输入压力在正常范围，麻醉挥发器内已备有麻醉剂并处于关闭状态，APL 阀调至 30 cmH$_2$O 位置，呼吸机转换开关选择在手动模式，一切检查完成后，才可实施全麻诱导插管。

五、全麻中麻醉机的使用

全麻气管插管后接上麻醉机，先手控呼吸，听患者左右两肺呼吸音一致后，固定气管导管，设置好呼吸机潮气量、呼吸频率和吸呼比后，转为机控呼吸。观察患者的胸廓起伏程度，麻醉机显示屏呼吸参数是否正常，气道压是否在正常范围，呼吸机皮囊伸缩节律，呼吸活瓣开启情况，血压、脉搏、呼吸等生命体征的监护等，在麻醉过程中，应注意观察麻醉监护仪中所得到的各项测量数据，必要时做相应的参数调整。麻醉结束后关闭呼吸机和蒸发罐开关，如有接台手术，应更换一次性呼吸管路，并使麻醉机处于待机状态；如无接台手术，则关闭总电源开关和气源开关。

六、麻醉机常见故障排除

1. 麻醉呼吸机开机后启动过久
麻醉呼吸机一般于开机后 3~5 秒启动，启动过久原因是断电报警引起电池容量不足。电池一般每年更换，如果不到一年容量下降说明手术完毕后未关闭麻醉呼吸机，电源未拔掉，造成断电报警，耗费电池。

2. 麻醉呼吸机流量不足报警，调节流量的开关失灵
多发生在成年人折叠球与小儿折叠球互换时，若因折叠球未装到位而报警，需卸下重新安装。

3. 麻醉机监护仪上氧浓度不正确
氧浓度传感器一年加一次电介液，还要进行 21% 定标，定标是自动的，但是定标时，需将传感器从麻醉机上拆下来，放在空气中。按照以上要求使用，氧浓度即正常。

4. 麻醉机漏气
输出潮气量比设定潮气量低，患者肺不张，机器内部有漏气声，氧气耗费大。解决

方法为听声音结合肥皂水测试麻醉机内部漏气情况或检查呼吸回路有无漏气，可采用模拟肺检查。

5. 麻醉呼吸机输出潮气量偏小

潮气量设定无误，发现患者通气不足、肺不张时，检查流量计开关或检查麻醉呼吸机与回路连接管内有无积水。

6. 麻醉机耗气量大

耗气量大与流速开关调得太大有关，一般保证流量不报警的前提下流速尽量调得小一点。

7. 吸入性麻醉药外漏

检查蒸发器，把蒸发器从座上取下来，检查座上垫圈是否完好，检查流量开关，调至 1~2 L / min，连接废气管路至室外。

七、麻醉机保养与消毒

麻醉机是麻醉必备的重要仪器之一，做好日常维护、保养与消毒，对保障患者麻醉期间的安全、延长麻醉机使用寿命至关重要。

1. 麻醉机的维护与保养

（1）每次开机前检查地线的连接，测试麻醉机外部金属面的电压，防止漏电。

（2）每次开机后均应进行麻醉机的调试检查，接台手术也要进行简单的测试。

（3）麻醉过程中麻醉机出现故障时，应先使患者处于安全状态下，再排除机器故障。

（4）使用麻醉蒸发器时注意缓慢旋转刻度盘，旋到极限位置时，勿再用力旋转，勿用手提拉浓度调节旋钮。

（5）避免流量计受到冲击和震动，旋转流量控制旋钮时动作缓慢。

（6）吸气和呼气活瓣上的圆片清洗消毒时小心勿压弯，如损坏，应及时更换。

（7）拉动麻醉机时，勿压电源线，还应避免麻醉机各边缘部件受碰撞。

（8）每日登记麻醉机使用时间和工作性能。

（9）每周专人检查一次麻醉机性能，擦拭残留水汽的部件。

2. 麻醉机及部件的消毒

（1）将可重复使用的耐高压消毒的麻醉机呼吸管路、呼吸囊、面罩卸下，清洗，晾干，高压消毒，不耐高压部分用 500 mg / L 含氯消毒液浸泡消毒。

（2）一次性呼吸回路要一人一用，防止交叉感染。

（3）每日使用水溶性消毒剂湿润柔软抹布擦拭麻醉机面板和表面。

（4）麻醉机内部管路使用麻醉机消毒机消毒，麻醉机消毒机由机壳、一体式臭氧发生器、雾化器、送气泵、抽气泵、解析箱等组成。采用臭氧和过氧化氢作为消毒剂，通过泵将臭氧、过氧化氢经雾化分离混合，输出复合气体，达到对麻醉机、呼吸机内部回路系统进行消毒的目的，避免了因仪器重复使用造成的医源性感染。

（王晓慧　周　霞）

第二节　监护仪

麻醉科使用的监护仪有多种，常用的有多参数监护仪、除颤监护仪、肌松监测仪、脑电监护仪等。

一、多参数监护仪

多参数监护仪可以实时、连续、长时间监测患者的重要生命体征参数，包括心电图、呼吸、血压、体温、SpO_2、有创血压、呼气末二氧化碳浓度、心输出量等，能及时发现医务人员一时不能察觉或来不及察觉的危急情况，使患者得到及时抢救，在降低病死率、减少并发症、提高医疗护理质量等方面发挥了很大的作用。目前多参数监护仪广泛应用于内科、外科、手术室、ICU、急诊科、妇产科、儿科等科室。

（一）工作原理

（1）心电监护：动态阅读长时间记录的常规体表心电图。

（2）呼吸监测：采用阻抗法原理，胸部心电监测导联在监测心电图的同时获得呼吸活动指标。

（3）体温监测：利用电测温度计监测皮肤或中心温度。

（4）无创血压监测：采用袖带充气式血压监测或脉搏测压法测得血压值。

（5）SpO_2监测：根据血红蛋白的光吸收特性设计。

（6）有创血流动力学监测：采用颈内静脉穿刺法置入漂浮导管，送至肺动脉远端。导管尾部与压力传感器相连，传感器将导管头部所在处压力转变为电信号。

（7）血pH和电解质浓度监测：将针型传感器刺入静脉，可连续显示血pH及电解质浓度。

（二）基本结构

监护仪由各种传感器的物理模块和内置计算机系统构成。各种生理信号由传感器转换成电信号，经前置放大处理后送入计算机进行结果显示、存储和管理。监护仪基本组成：①电源；②CPU控制部分；③按键板；④心电模块；⑤无创血压模块；⑥血氧饱和度模块；⑦体温模块；⑧记录显示部分。多参数监护仪增加：①有创血压模块（IBP）；②心输出量模块（CO）；③二氧化碳模块（CO_2）；④麻醉气体模块等。

（三）使用参数

（1）心率（HR）：心脏每分钟跳动的次数。

（2）呼吸/呼吸率（RESP）：肺部每分钟吸气和呼气的总周期数。

（3）心电图（ECG）：心电图是心肌产生电位变化的体表记录。

（4）体温（TEMP）：体温是指机体内部的温度。正常人腋下温度为36~37℃，口腔温度比腋下高0.2~0.4℃，直肠温度又比口腔温度高0.3~0.5℃。

（5）血压（NIBP）：血液在血管内流动时对血管壁的侧压力。

（四）仪器使用

（1）连接地线，接电源。

（2）安装监护电极和选择监测导联。

（3）开机。

（4）建立各种预监测条件。

（5）设置报警功能和选择报警参数。

（6）持续荧光屏滚动监测。

（五）常见故障分析

1.心电监护常见故障

（1）屏幕一条直线，无心电波显示。原因：①仪器硬件故障（如心电模块损坏、导联线断裂、导联线与电极片接触卡口或按钮松动，失去弹性）；②操作人员因素，导联模式选择有误（三导联为标准肢体导联，五导联在三导联基础加上单极肢体导联和胸导联）、导联线连接有误、一次性电极片使用超时（一般24小时内应更换电极）未及时更换。

（2）心电信号干扰。原因：①仪器硬件故障，导联线长期使用，屏蔽层损伤，屏蔽效果下降，抗干扰能力下降，造成干扰；②操作人员因素，患者皮肤未清洁或导电糊干燥导致电极片固定不良；电板片放于胸壁肌肉较多的部位时，可以发生肌电干扰；未接好地线；

③患者因素，情绪不稳定；皮肤干燥；患者活动幅度大；④环境因素，外界电场干扰（包括手机通话、高频电刀、吸引器、电凝等的作用）、地线电阻偏大、地线电压值上升。

（3）心率显示不正常。原因：①操作人员因素，电极位置不正确，选择模式错误（根据患者基本情况选择成年人或小儿模式）；②患者因素，本身泵血功能异常。

2. 无创测压常见故障

（1）无法获得血压测量值。仪器方面原因：①机内模块损坏，表现为袖带不充气，机器内无打气泵工作的声音，若有声音但袖带无气则属于气泵漏气，应换模块或检修泵；②袖带漏气或接口漏气，表现为机器不断充放气，但始终测不出值，需换袖带和处理接口处。操作方面因素：①袖带处的标记未对准肱动脉而影响气体震荡波；②袖带绑扎松紧不合适；③患者衣服较多。

（2）测量值异常。操作因素：①监测模式不正确，应根据情况选择成年人模式或小儿模式；②在静脉输液或在插有导管的肢体上测压；③频繁进行测量（间隔应在 5 分钟以上）；④袖带留有残余气体。

3.SpO_2 测量常见故障

（1）SpO_2 测不出。仪器硬件故障：探头不见红光，说明无测试信号；显示初始化错误，可将探头从主机上取下，仍显示初始化错误则为模块损坏，反之则为探头损坏，需更换相应配件。操作人员因素：探头感光部位有异物，应用棉布沾酒精清洁内部异物；安放不当，与主体接触不良，如夹在有指甲油的手指上，应根据不同患者情况选择手指、脚趾、额头或耳垂。

（2）SpO_2 测量困难或异常

1）操作因素：①用同侧手臂测量血压、同侧手臂静脉输液或被测部位剧烈运动等导致受测部位循环灌注不良；②设置测试的平均时间有异。

2）患者因素：动脉搏动弱、皮肤温度过低或休克等。

3）环境因素：探头适用温度为 28~42℃，同时应避免外界光辐射。

4）其他因素：SpO_2 探头不匹配。

（六）维护与保养

（1）做好仪器运行记录，出现故障详细记录，以便维修查询。

（2）保护仪器外表，使用前检查探头、按钮及其连接电缆，如有损坏立即更换。工作人员操作前洗手、剪指甲，以免损坏触摸按键或荧光屏。

（3）工作过程中避免频繁开关仪器。短时间停用仪器时，不必关机，可选择待机模式，各项操作完成后再关电源。

（4）使用完毕，关掉主机电源，用棉棒沾少许酒精擦拭探头和按钮予以消毒，注意酒精不能太多以免浸入探头内部损坏电路。

（5）保持仪器表面清洁无尘，每日清洁擦拭。

（6）显示器显示屏只能用干净软布擦拭，动作轻柔，勿用酒精擦拭。

（7）关机10分钟内不可拆卸、包装、搬运仪器。

（8）若仪器长期不用，需定期充电保证电池使用寿命。充电后拔掉电源插头，并将探头和按钮等部件放入附件盒内，导联线勿折叠受压，过长的导联线可以弯成较大的圆圈扎起，妥善放置。

（9）仪器必须放在平台上，保持干燥，避免潮湿。

（10）定期检查仪器性能。

二、除颤监护仪

除颤监护仪是必不可少的急救设备之一，对挽救患者的生命起到重要的作用。但不常使用，若缺乏检查和保养，将直接影响到抢救工作的顺利进行。

（一）工作原理

除颤监护仪是将几千伏的高压存储在大电容中，通过放电控制器、电极板在几秒内向胸壁或直接向心脏放电，使颤动的心脏全部除极。由于窦房结产生的信号最强，所以将重新支配心脏的收缩，从而消除心律失常，恢复正常窦性心律。

（二）基本组成和分类

由五大部分组成：①蓄电池；②放电部分；③能量显示器；④心电监护仪；⑤系统控制。按除颤的位置不同，除颤仪可分体内与体外两种，按电极放电时间分为同步与非同步方式。

（三）仪器使用

1. 使用前检查

（1）检查电源和蓄电池：保证电源电压在允许范围内，蓄电池电量充足。

（2）地线连接良好。

（3）电缆线连接正确，无裸露、破损。

2. 使用中注意事项

（1）除颤监护仪不是一般的监护设备，特别是除颤、起搏功能的运用，需经专门培训合格的医务人员操作，防止出现意外事故。

（2）新型除颤监护仪设有自动体外除颤功能，适合经过基础生命支持技能训练的医务人员使用。手动工作模式适合经过高级心血管生命支持技能训练的急救医疗人员使用。

（3）除颤监护仪的电源线要单相三线制，即地线一定要接，并且要接地良好。除颤期间，应拆除其他易被除颤操作损坏的医疗电气设备。不能两台除颤仪同时使用，以免漏电流超过极限值。

（4）涂抹导电膏时，不能用两个电极板互相涂抹，以免误动作触到电击开关而造成设备的损坏；不能用超声耦合剂代替导电膏，以免造成接触不良。若用盐水，需在电极板上包纱布，防止盐水过多导致设备短路，盐水纱布勿触及操作者的手，以免造成灼伤。

（5）熟悉面板上的软键功能（仪器指示灯状态、文字提示、声音提示）的含义。

（6）电极板放置位置要准确，并与患者皮肤密切接触，施以一定的压力，从而保证导电良好。

（7）根据患者适应证选择同步或非同步除颤，正确选择能量。

（8）取下患者身上的金属物品，放电时所有人员离开病床。

3. 使用后的工作

（1）使用仪器后，将电源开关设定在"OFF"。

（2）除颤仪及时充电，确认电池充电灯和外接电源指示灯亮。

（3）将所有电缆线盘好，方便下次使用。

（4）检查记录纸、导电膏。

（5）清洁电极板和仪器面板，可使用中性肥皂水清洁，勿使液体流入机内。

（四）常见故障分析

1. 开机后监护仪黑屏、无除颤功能、无记录功能等

多为低电源电压问题，若可以使用交流电而无法使用电池，则可能是电池充电不足或失效；若使用电池可以工作，一般是电路问题。

2. 监护与记录功能正常，但无法除颤

多为高压充放电电路故障或仪器元件本身问题。

3. 监护仪 ECG 只显示一条直线

可能是电极与人体接触不良或脱落、导联线中有断点、ECG 设置不当、监护仪本身的电路问题等。

4. 按键失效

为中央控制主板故障，一般无法维修、需联系厂家更换。

5. 干扰问题

原因：高频电刀、3G 电话、无线电／电视发射系统会对监护除颤功能造成影响。

需尽快判断，消除干扰因素，采取相应措施，以保证设备的正常使用。

除颤监护仪的故障，需具有专业技术水平的工程师进行检修，检修后需经具有计量检定员资格证的专业人员检定后方可使用，因为除颤监护仪属强检医疗器具。

（五）日常检查与维护

（1）认真执行交接班制度，检查电源线有无破损，导联线、电极按扣是否完好，各附件是否齐全，有无记录纸。

（2）除颤监护仪每天需开机自检一次。

（3）仪器外部的清洁，适用软布，用中性肥皂水，干湿适宜。

（4）检查仪器的系统时间应与北京时间一致。

三、肌松监测仪

临床麻醉患者使用肌松药后，肌松监测仪可对神经肌肉阻滞效能进行监测。目的：①保证手术期间良好的肌松效果；②准确掌握气管插管和拔管的时机；③准确掌握患者肌松的恢复情况；④防止术后因肌松药残余作用而抑制呼吸。

（一）工作原理

采用电刺激运动神经，使其所支配部位的肌肉产生收缩与肌电反应，通过传感元件检测此反应，经过放大和分析处理，所得检测结果即表示神经肌肉阻滞程度。

（二）分类

（1）MMG 型肌松监测仪直接或间接检测肌肉收缩力。

（2）EMG 型肌松监测仪检测诱发肌肉复合动作电位。

（三）基本结构

EMG 型肌松监测仪主要由刺激器、刺激电极、测量电极、放大器、CPU 处理单元、显示器、打印机、电源等部分组成（图 7-1）。

EMG 型肌松监测仪传感装置使用测量电极，MMG 传感元件为肌力传感器。

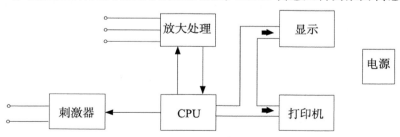

图 7-1 EMG 型肌松监测仪基本结构

（四）仪器使用

（1）接好电源。

（2）表面电板 2 个，置于左前臂近腕尺侧，两个电极相距 2 cm，正极管于近心端，表面电极与尺侧接触面积不能太大，中心直径 < 6 mm，为减少阻抗，表面涂电极胶。

（3）换能器探头固定于拇指指腹，其余 4 指固定好，防止与拇指接触影响结果。

（4）患者入睡后再开机，避免引起疼痛和触电样刺激。

（5）开机后调节刺激电流强度 < 60 mA，进行肌颤搐高度定标。

（6）选择神经和刺激方式，常用单次颤搐计数或四个成串刺激。

（7）监测肌松药起效时间、临床作用时间、恢复指数等。

电极安放时的注意事项：电极间最佳距离为 2 cm（< 2 cm 时电极间易互相干扰，> 3 cm 时不易获得超强刺激电流与 100% 参照值）。肌松监测仪应远离高频电器，避免在同一肢体上连接其他监测仪。

1. EMG 型肌松监测仪的优缺点

（1）优点：①受检部位或肢端不需特殊固定，很少受位移影响；②人 – 机连接简单；③受干扰因素影响小，检测结果稳定。

（2）缺点：不能直接反映肌肉收缩力，易受高频电器的干扰。

2. MMG 型肌松监测仪的优缺点

（1）优点：能直接反映受检部位肌肉的收缩力。

（2）缺点：①设备复杂、人 – 机连接烦琐；②受影响的因素（肢体位移、自主运动）较多，检测结果不够稳定。

（五）使用后维护

（1）使仪器处于关闭状态。

（2）整理导联线，软布擦净导联线与仪器。

（匡严娜　王　艳　胡伟伟）

第三节　医用输注设备

医用输注设备是推动液体进入血管或其他腔隙系统的一种机械装置，其要求是以恒定的速度输注定量的液体。常用的医用输注设备中，一次性输液器依靠重力驱动，普通注射器由人工推动，一次性镇痛泵由弹力驱动，容量输液泵、微量注射泵及电动镇痛泵由电动机构驱动。本节重点介绍容量输注泵、微量注射泵和麻醉镇痛泵。

一、容量输液泵

容量输液泵是一种能够准确控制输液滴数或输液流速，以预先设定的速度保证药物速度均匀、药量准确并且安全地进入患者体内的一种仪器。它通过作用于输液导管的输液泵达到控制输液速度的目的，长时间精确地控制静脉输液速度，并准确掌握单位时间内药液的给入量，如应用升压药物、抗心律失常药物、婴幼儿静脉输液或静脉麻醉等。

（一）主要功能

（1）人工设定滴速、输液总量。

（2）系统启动后能自动控制静脉输液滴速。

（3）实时显示预设输入药量、累计输入药量、输液总时间、滴速等。

（4）能根据给药量按时发出输液完毕信号，并停止输液。

（5）具备交流、直流供电功能。

（6）容量输液泵的流速在 1~999 mL / h 调节。

（7）对管道内气体、通路阻塞、断电、低电压、开泵门有检测和报警功能。

（二）操作流程

（1）将输液泵固定于输液架上。

（2）连接电源，如果使用机内电池，应连续充电 10 小时后使用。

（3）将准备的输液器（耐挤压的透明医用材料制成）排尽空气，关闭调节器。

（4）将滴壶检测装置与泵连接好，并正确卡在滴壶的检测部位，此时滴壶必须处于垂直位置。

（5）将液体补偿开关调至"标准"位置。打开泵门，按下"管夹"键，打开钳口，将输液器软管嵌入"气泡检测""管径钳口""管夹""液管导向柱"位置，关上泵门，管夹自动关闭。

（6）打开输液器上调节器，打开电源开关，泵通过自检进入初始状态。此时容量计数显示"0000"mL，流速显示"1"mL / h，用量限制显示"50"mL。

（7）按"置数"键，设定流量，再按"选择"键，用量显示"50"mL，数字闪烁。再通过"置数"键设定用量限制值。设定结束后，输液准备就绪。

（8）按"启动/停止"键，开始输液，输液指示灯亮。

（三）使用注意事项

输液泵作为一种机械装置，它的灵敏度、精确度及报警系统都会受多重因素的影响，因此希望护理人员在熟练操作输液泵的同时，注重细节、确保安全，提高服务质量和救治水平。

（1）输液器选择理想的输液泵，工作用的输液器应为弹性好、质量过硬的输液器，长时间挤压而不会造成弹性严重下降、管路破损等情况出现，这样才能确保输液的精度。如果不是和输液泵配套的输液器或者要更换输液器及输液器生产厂家，一定要进行输液器精度标定后方可使用，避免输液精度的误差增大。

（2）输液器的滴壶应与输液泵门上方入口处保持 10 cm 以上的距离，太短或太长都会影响输液的精度。

（3）从安全和精度的角度来讲，使用普通输液器时，同一位置最好不要挤压超过4 小时。因为普通输液器是用塑料制作，弹性一般，质量也参差不齐，长时间输液时，泵片挤压后输液管极易变形，质量差的甚至会破损，无论是弹性还是安全性都将大大下降，将严重影响输液精度和输液安全。

（4）及时有效地巡视病房，严密观察输注流速控制有无异常，严格交接班，发现问题及时分析、及时处理。不可依赖输液泵的报警装置，因为若报警失控，将造成不可估量的后果。

（四）常见故障分析

1. "完成"报警

故障原因：当输入容量计数值达到设定的用量限制值时，泵会自动停止输液并报警。

处理方法：更换液体重新设置并启动。

2. "阻塞"报警

故障原因：流速调节器（螺旋夹）未松开，输液管打折或受压，血块阻塞静脉通路，近心端血管压力过大。

处理方法：松开流速调节器（螺旋夹），解除输液管打折或受压，清除血块，穿宽袖口衣服，避免在输液侧肢体测血压。

3. "气泡"报警

故障原因：管路中有气泡，溶液瓶或袋内液体已空。

处理方法：打开仓门取出泵管，排出气泡，更换新输液瓶。

4."开门"报警

泵在正常输液时，打开泵门，泵会自动停止输液，并通过声光报警。

5."电池欠压"报警

故障原因：电池/蓄电池电量不足，电池充电无效。

处理方法：连接电源，更换同类型电池。

（五）维护与保养

定期检查，保证各项功能尤其是报警功能完善和输液的准确性。

1.气泡探测器的检查

按正常程序装好输液器并启动输液泵，检查有无气泡误报警。滴注腔倒置，将大约 7 mm 长气泡送入输液管中，检查有无气泡报警。

2.阻塞压力的检查

按正常程序装好输液器，将输液末端通过三通阀连接至容器和压力表，启动输液泵，确认液体从输液器末端流出后关闭三通阀，使输液管与压力表相连，3~10 s 确认报警提示，此时压力表读数为输液泵的堵塞压力报警值。

3.流速准确性的检查

安装容量输液泵，设定流速和总输入量，启动输液泵后，用量杯在设定的时间内测量输液泵输出的液体量，将结果与设定值比较。

二、微量注射泵

临床上要求所用药物给药量非常准确、总量很小，速度缓慢或长时间恒定时，使用微量注射泵。长时间微量注射的优点是剂量准确，定时、定量，给药均匀，调节迅速、方便，避免了人工或重力静脉输液时快时慢的缺点，充分发挥药物的最大治疗作用。

（一）微量注射泵常用于以下情况的静脉输注

（1）重症监护病房心血管功能药物的连续微量输注。

（2）早产儿、新生儿的生理维持量输液、微量输注药物及输血。

（3）特殊药物的注射，如化疗药物。

（4）持续麻醉药注射。

（5）血液透析和体外循环注射抗凝剂。

（6）造影剂的输注。

（7）其他需给药量小而精确，给药速度缓慢或长时间流速均匀的情况，如胰腺炎、糖尿病、肝移植等患者输液。

（二）操作流程

（1）接通电源，打开开关，开始自检。

（2）安装注射器，将抽吸好药液的注射器连接延长管，与输液器三通相连，安装在注射泵安装槽内和推进器槽内，使注射器活塞尾部固定。

（3）设置流速，按"启动"键，此时运行指示灯由右向左交替闪烁，推进器推动注射器向前滑动，开始输液。

（4）输液过程中如需更改流速，则按"停止"键，重新设置流速后，按"启动"键。

（5）输液结束，当注射器排空时，报警指示灯亮，并发出报警声提示，按下"停止"键，取下注射器。

（6）关闭电源。

（7）使用后清洁保养。

（三）使用注意事项

（1）使用微量泵者多为危重患者，输液期间不能随意中断药液，在注射器内药物尚未用完时提前配好备用，更换药液时动作迅速。

（2）注射泵上药物应注明药品名称及剂量，并签名。换泵或换药时应更换标签，并详细交班。

（3）应备好应急电源，以免断电。

（4）若中途需调节泵入剂量，应先关闭开关，调节用量后再打开。

（5）微量泵应放在稳妥处，如使用中出现故障应及时换泵，然后修理。

（6）使用前应检查其功能是否正常，药液流出是否通畅，使用中观察运行灯是否闪亮。

（7）如针头出现堵塞，应重新进行穿刺。

（8）停用时，先关开关，切断电源，将泵擦洗干净，保管好以备再用。

（9）搬动患者时，微量泵也同时搬动。

（10）使用微量泵时宜单独建立静脉通路，勿在同一通路上输入其他液体影响药液浓度。

（11）严格无菌操作，使用 24 小时后需要更换注射器泵管及药液。

（12）使用高浓度药物直接泵入时，可用生理盐水缓慢滴入，以减少血管刺激，减轻患者疼痛，使药物准确、及时泵入。

（四）使用中常见报警原因

针头堵塞、三通未开、管路受压或扭曲造成管路堵塞；推进器与注射器分离；电源断开；注药完毕。

（五）维护与保养

（1）高黏度药液黏附在推进器和导轨摩擦处，会影响药液的推注和速度的准确性。

（2）及时清洗注射泵表面污物、残液，防止腐蚀机器，用后由专人保管。

（3）使用过程中，要注意注射器规格的选择并正确安装。

（4）认真调节注射速度，防止出错。

（5）一旦报警，应检查原因并及时处理。

（6）使用完毕，关闭开关，及时拔除电源。

（7）远离火源及热源，注意防潮。

三、麻醉镇痛泵

麻醉镇痛泵主要用于患者术后疼痛管理、癌性镇痛、慢性疼痛治疗、无痛分娩及需微量持续给药患者的治疗等。PCA 是特别为患者自控给药治疗方案而设计的，它解决了患者对镇痛药需求的个体差异，可使患者在不同时刻、不同疼痛强度下获得最佳的镇痛效果（如患者起床、翻身、咳嗽、排痰等动作前按一次自控按钮，将明显减轻运动时的疼痛症状）。

按动力驱动方式分为一次性非电动镇痛泵和电动镇痛泵两种，前者依靠球囊的弹力回缩驱动药液流动，后者依靠电机驱动容量泵输注药液。按患者控制方式可分为持续给药镇痛泵和患者自控给药镇痛泵两种。

（一）一次性镇痛泵

是将药液预充于球囊中，靠球囊的弹性回缩力驱动，将镇痛药持续输入体内，达到镇痛效果的一次性使用麻醉镇痛装置。镇痛泵由球囊本体、夹子、过滤器、流量控制器、输液导管和 PCA 自控器组成。不带 PCA 自控器的一次性镇痛泵为持续注入型的一次性镇痛泵，而带 PCA 自控器的一次性镇痛泵则具有基础设定流量和患者自控给药容量的控制功能。

1. 结构

（1）球囊本体：由具有弹性张力的医用硅胶或乳胶材料制成，包括球囊储药器、外壳、接口三部分。容量大小有多种规格，根据患者情况选择。

（2）夹子：用于临时关闭输液通路。

（3）过滤器：镇痛泵过滤器内置 0.2 μm 的过滤膜，可过滤气泡、细菌和微粒杂质。

（4）输液导管：有抗压、抗扭作用，应防止阻塞。镇痛泵开始使用前应将输液导管内空气排尽。

（5）流量控制器：是根据流体力学原理设计的阻尼部件，用于精确控制流速。当管路中流速增大时，流量控制器的阻尼增大，导致流速降低；当管路中流速降低时，流量控制器的阻尼减小，使流速提高。

2. 参数设置

镇痛泵的参数在外壳有醒目标注。

（1）型号。

（2）容量：100~300 mL。

（3）持续流速：2~5 mL / h，流速稳定精确，单位时间内均匀注入的药液量，可持续性缓解术后患者的疼痛感。

（4）具有锁定间隔时间的设定功能：PCA 剂量 / 锁定时间 0.5 mL / 15 min，指锁定 15 分钟内按压一次"PCA"键，输入 0.5 mL 药液，对再次按压的指令不做反应。

3. 使用方法

（1）将所需镇痛药液经注药口注入球囊，打开管夹，自动排气。

（2）输液导管通过三通与留置针或硬膜外导管连接，利用球囊的弹性回缩力匀速输注镇痛药物。

（3）如患者主诉镇痛不完全，可嘱家属按压自控键追加剂量。

（4）球囊渐渐缩小，直到完全瘪陷，表明药物已经用完，关闭三通，拔除泵体。

（二）电子镇痛泵

电子镇痛泵是一种电子程序化的疼痛治疗泵，为可回收的电子泵注机器，配有一次性管路和储药盒，且有硬膜外、静脉、皮下输入程序，可根据患者的具体情况 PCA、背景输入 +PCA 或持续输入。其优点是可根据患者的具体情况进行调整，镇痛效果比较满意。

1. 结构

配备专用储药盒与电机。

2. 参数设置

（1）首次量（负荷剂量）：迅速达到镇痛所需的血药浓度，称之为最小有效镇痛浓度（minimum effective analgesic concentration，MEAC），使患者迅速达到无痛状态。

（2）持续量（背景剂量）：单位时间（小时）内均匀注入的药液量。可持续缓解患者术后的疼痛感。

（3）PCA 剂量（单次给药量）：由患者控制间断给药。患者通过按压 PCA 装置上的特殊按钮给药，目的在于维持一定的血浆镇痛药浓度，但又不产生过度镇静作用。

（4）锁定时间：是指该时间内 PCA 装置对患者再次给药的指令不做反应。锁定时间可防止患者在前次给药完全生效之前再次给药，是一种自我保护措施，电子镇痛泵的 PCA 剂量和锁定时间可调节。

（5）极限量：是 PCA 装置的另一自我保护措施，有 1 小时限量或 4 小时限量，对超过使用量加以限制。

3. 使用方法

（1）将所需镇痛药液经注药口注入囊内，打开管夹，使用注射器抽尽囊内空气。

（2）正确连接一次性管路。

（3）将贮药盒安装在电子泵上，更换电池，设定各项参数。

（4）按"排气"键，排除一次性管路内空气。

（5）输液导管通过三通与留置针或硬膜外导管连接，按"运行/暂停"键，在"持续量"后面光标闪烁，标志着镇痛药物持续输注。可基本满足患者对镇痛的需要。

（6）若患者主诉镇痛不完全，可嘱家属按压自控键，每次进药量根据医师设置锁定时间及剂量由电子泵自行控制。

（7）在电子泵面板上可显示已进药量等参数，如药盒内药液将尽可关闭三通，静脉泵可直接拔除，硬膜外泵则通知专业医师拔除硬膜外导管。

4. 常见故障分析

（1）"机器故障"报警：不要自行打开注药泵，可以更换电池或重新安装电池后试机，如仍报警则必须更换完好的注药泵。

（2）"电池电压过低请换电池"：配泵之前均更换新电池。

（3）"输液管内有气泡请检查"：输液导管有连续气泡的报警，可用排气方法去除。

（4）"管路堵塞"：最常见操作有①检查液路，针头是否在血管内；②检查三通，保持镇痛泵方向通畅；③检查镇痛泵管夹，保持打开；④检查输液导管与镇痛泵管路接口衔接是否正确，必要时打开重新连接。

（5）"已到极限量"：专业医师重新设置各参数后再运行。

（6）"输液即将结束"：设置的总量运行至 ≤ 5 mL 时即报警，此报警仅为提示，不会影响泵的工作，2秒后返回运行界面，若电机运转，就会继续报警，直至输液结束或停止运行。

（7）"输液已结束"：表示输液已结束，此时注药泵停止运行，可拔除注药泵。

（闫　舒　王莉慧）

第四节　自体血液回收机

自体血液回收技术是将术中失血、机器余血和术后心包、纵隔引流液由血液回收系统回收，经洗涤、浓缩后回输至人体的一种"废血"回收再利用技术。

自体血液回收机针对血小板和血浆采集、术中失血回收和术后失血回收三类自体输血方法开发。自体血液回收技术的应用能有效减少术中血液丢失，使患者在术后短时间内机体有效循环血量维持正常状态；血液回输后效果良好，无输血反应，术后并发症少；能减少库存血的使用，缓解血源不足，避免因输异体血带来的危害。

一、自体血液回收机的结构

自体血液回收机主要由离心杯、离心机舱、离心机、空气探测器、泵、管路和阀门、储血器及称重传感器、控制面板、显示屏等部分组成。

（一）离心杯

当离心杯内的血液受到离心力的作用时，会因其成分的重量不同而分层，红细胞因密度最大而分离至离心杯表面，白细胞和血小板属中等密度，移向离心杯的内胆，血浆是最轻的成分最贴近内胆表面。最终经离心杯帽的流出管道流出。

（二）离心机舱和离心机

离心机舱是一个长方形容器，舱底有盘形装置，称为离心机，离心机是血细胞回收系统的核心部分，可使离心杯旋转，将红细胞与废物分离。

（三）空气探测器

应用超声检测离心机和泵之间管道内的空气，在离心杯排空和生理盐水袋排空时发出提示信号，显示排空模式的完成。

（四）泵

由旋转泵压头和三个使空气和液体进出离心机的滚轴组成，泵速控制键调整泵速。

（五）管路阀门

用于控制一次性耗材中的液体管路，根据处理模式自动打开和关闭。

（六）储血器称重传感器

安装于自调式液体袋悬挂架上储血器托架内圈，当储血器内的液体达到预先设定量时，传感器自动启动充杯模式，使离心杯进入下一个工作周期。

（七）控制面板

控制面板即人机对话界面，由显示屏、自动运行模式控制键面板部分、人工运行模式控制键面板部分组成。

（八）一次性附件

1. 吸引 / 抗凝集合管路

吸引 / 抗凝集合管路是血液从手术部位吸入储血器所用的专门管道的名称。

2. 储血器

从手术野吸出的液体暂时贮存处。

（1）负压帽口：真空源抽吸管道连接于此。

（2）输入帽口：与来自无菌区的吸引 / 抗凝集合管路连接。

（3）加药口：通往储血器内部的入口。

（4）储血器排放口：排放口有一个预先连接好的锥形连接管，可将储血器与自体血液回收机离心杯的输入管路相连。

（5）减压阀：压力超过 15 mmHg 时，阀门打开以降低压力。

（6）消泡器 / 过滤器：去除从手术部位吸出液体中的大颗粒。

（7）超压帽：在必须使用较高负压的情况下，超压帽可使减压阀失灵。

二、自体血液回收的禁忌证

（1）血液受胃肠道内容物如消化液或尿液、消毒液等污染。

（2）血液可能受恶性肿瘤细胞污染。

（3）有脓毒血症或菌血症。

（4）合并心功能不全、阻塞性肺部疾病、肝肾功能不全或原有贫血。

（5）胸、腹腔开放性损伤超过 4 小时。

（6）血液流出血管外超过 6 小时。

（7）凝血因子缺乏。

三、自体血液回收机的工作原理

从手术野流出的血液经吸引器吸引后与肝素盐水（12500 U 加入生理盐水 500 mL）混合，存入回收血袋中，在回收血袋中过滤破碎的骨片或组织碎片。 当回收血袋的回收量达到设定水平后自动开启血液回收机，血液泵将回收血袋内的血液送入高速旋转的离心转筒内进行分离。 不断流入的血液使外侧红细胞层逐渐增厚，内侧的血浆（上清液）充满转筒后溢出送入废液袋中。 当监测传感器测得转筒内红细胞层的红细胞比容（Hct）在 50% 的程度时，阀门自动关闭，终止血液流入转筒，将生理盐水输入进行洗涤。

流入转筒内的生理盐水通过红细胞层后，与上清液一同流入废液袋中，此时已将红细胞层和上清液中含有的游离血红蛋白、肝素、血小板、凝血因子等成分去除，成为洗涤浓缩红细胞液。

四、自体血液回收机的基本操作程序

（一）一次性用品的安装

（1）配制抗凝剂：生理盐水 500 mL+ 肝素 1 支（12500 U）混合。

（2）连接各种管道：吸引管、抗凝盐水、储血器、血液回收罐、清洗液袋、浓缩血袋、废液袋、离心泵，调节负压在 10.7~16.0 kPa。

（3）夹闭近患者侧引流管后，无菌操作下将进血管道一端连接吸引器接头，另一端连接储血器的进血接口。

（4）将输液器针头插入肝素盐水中，并向进血管道和储血器内预充 50~100 mL 的肝素盐水，以防管道内发生凝血。 调节肝素盐水的滴速。

（5）安装废液袋和血液回收罐，将排液管道与废液袋相连接。

（6）将进血管道卡入气泡监测槽，关闭离心盖。

（7）将连接滚轮泵的软管放入滚轮泵管槽，关闭泵夹再盖泵盖。

（8）打开电源开关，机器显示通电。 按"松夹"键，管道夹松开，分别将进血管、洗涤剂管、排空管装入相对应的管道夹内。

（9）将进血管道连接于储血器的出血管口上。

（10）将洗涤管与生理盐水洗涤液相连接。

（二）手控血液回收的处理程序

（1）接电源，开机，松开止进夹，15秒后自动关闭，呈进血等待状态。

（2）肝素生理盐水与回收血的比例为1:5，一般为20~80滴/分。

（3）按"手动"键，显示器出现"手动操作"界面，将所有的人工夹完全松开。

（4）当储血器内达到一定量的血液时，按"进血"键，离心杯旋转至5600转/分，储血器内的血液被转动的滚轮泵泵入离心杯，使离心杯内逐渐出现红细胞层。当显示器出现"探到血层"时按"清洗"键，离心罐对回收血进行分离、洗涤。细胞碎片、游离的血红蛋白及抗凝剂随离心泵转动被分流到废液袋内，而浓缩的红细胞被留在回收血罐。

（5）按"清洗"键，当出血量达不到"探到血层"时，也可以进行清洗，一般清洗1次需要生理盐水1000 mL，每次洗涤红细胞250 mL，追加清洗时需要生理盐水1500~2000 mL。

（6）按"排空"键，滚轮泵开始逆时针旋转，将离心杯内的血液泵回输血袋内。术中纱布沾染的血可在无菌盆内清洗后吸入储血器，重复按进血、清洗、排空操作，直至储血器内全部清洗完为止。

（7）按"停止"键，结束一次回收程序。

（8）按"总结"键，显示屏显示各种数据。

（9）将血袋取下后，连接输血器，将血液回输给患者。

（三）自体血液回收机使用注意事项

（1）熟悉机器性能：掌握使用和保养方法，经常进行检查测试。

（2）尽量降低负压（一般以控制在 -0.02 MPa以下为宜），吸引管的口径要大，有血即吸，无出血时要避免空吸，以免造成血泡过多、红细胞表面张力改变而出现溶血增多，从而影响回收率。

（3）回收血液时严格执行无菌操作，对引流瓶的导管管口及负压吸引接头处进行严密的消毒处理，可用安尔碘棉球擦拭引流瓶的导管管口及负压吸引接头处。

（4）掌握肝素的应用，每次使用机器前用肝素生理盐水100 mL冲洗储血器内部，操作中肝素生理盐水以1滴/秒的速度为标准，以防止血液发生凝集。

（5）一次性用品按照医疗废物管理条例处理，仪器使用后拭净血迹和污渍。

（王华君　滕　娜）

第五节　血气分析仪

　　血气分析仪是通过对人体血液中的 O_2、CO_2 等气体的含量和血液酸碱度及相关指标进行定量测定，来分析和评价人体血液酸碱平衡（紊乱）状态和输氧状态的医学设备。

　　血气分析是通过测定血液的 H^+ 浓度和溶解在血液中的气体（主要指 CO_2、O_2），并通过分析和判断而了解肺的通气、换气功能与酸碱平衡状态的一种检验方法。

　　血气分析仪在临床中常被用于昏迷、休克、严重外伤等危急患者的抢救、外科大手术的监视、治疗结果的观察和研究，是肺源性心脏病、肺气肿、支气管炎、糖尿病、呕吐、腹泻、中毒等病症诊断和治疗所必备的仪器，目前它已是医院中不可缺少的检验设备之一。先进的血气分析仪能够大大提高诊断和治疗的效率，成为 ICU、手术室和急诊等部门必不可少的装备。

一、血气分析仪的基本原理

　　被测血液在管路系统的抽吸下，被抽进样品室内的测量毛细管中，测量毛细管的管壁上镶有 pH、pH 参比、PO_2、PCO_2 四只电极的感测头。当被测量的血液吸入测量毛细管后，管路系统停止抽吸。这样，血液中的 pH、PCO_2 和 PO_2 同时被四只电极所感测，电极将它们转换成各自的电信号，这些电信号分别经放大、模数转换后，被送到仪器的微机单元，经微机处理、运算后，再将测量和计算值送到显示器显示，并让打印机打印出测量及计算结果（图 7-2）。

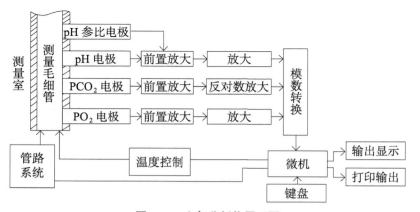

图 7-2　血气分析仪原理图

二、血气分析仪的基本结构

血气分析仪的主机由微电脑、显示器、电极、测试包、打印装置组成。

三、血气分析仪的操作流程

（1）第一步：0.5~1 mL 的动脉血液标本来进行多参数的分析检测。动脉采样针已经进行了离子平衡化的固体肝素抗凝化处理，方便使用，避免离子偏差。

（2）第二步：抽取动脉血液完毕，先排出针筒里的空气，然后密封针筒防止空气进入而改变分析结果。

（3）第三步：在手掌中来回轻柔的搓动针筒 5~6 次，并且上下颠倒针筒 5~6 次，让针筒的肝素抗凝剂和血液充分混合，避免微小血栓形成。

（4）第四步：血液标本送入血气分析仪前，排出针筒顶端的前两滴血，因为针筒顶端无效腔的血液容易形成微小栓子。

操作中需注意以下情况。

（1）如果血液标本不能立即被检测，室温下保存不要超过半小时。检测前，请重复第三和第四步，避免血液标本的沉淀分层。

（2）如果使用普通的注射器来抽取动脉血标本，则需要一定量的肝素作为抗凝剂。各个医院配置的肝素抗凝液浓度会有所不同，应根据各个医院的规定来进行采血前的抗凝处理。抽取肝素湿润针管管壁后，应把肝素从针筒全部排除，尽量减少对分析结果造成的误差。

（3）液体肝素会稀释标本，未经离子平衡化处理的肝素会结合血液标本中的阳离子，造成分析结果的偏差。

四、血气分析仪的简易操作步骤

（1）检查仪器在准备状态。

（2）将进样口提到注射器位置，参照屏幕指示。

（3）把注射器顶端紧靠入口垫圈，同时握住注射器向上推。进样针深入注射器内，血液被自动吸取。注意：不要弄弯进样针，握住注射器筒，不要推活塞。确保活塞没有被进样针顶回。

（4）仪器提示时，移除取样器，关闭入口。

（5）在患者信息屏幕输入需要的信息。

（6）检验结果自动打印。

五、血气分析仪的试剂包安装

（一）安装试剂包

（1）按"菜单"→"仪器状态"→"耗材"→"更换"→"更换试剂包"键。

（2）将进样口提到毛细管位置，等待试剂包解锁。

（3）拆除使用过的试剂包，根据操作者所在机构的规定将其作为易感染废物处理。

（4）拉出安全栓激活新的试剂包。

（5）按高的一侧（安全栓所在一侧），牢牢按压盖子直到卡口卡住。

（6）除去试剂包顶部头层标签，将生物危害标签显现出来，用以提醒操作者用完试剂包后要将其作为易感染性废物处理。

（7）插入新试剂包，将其完全推进仪器内，直至听到"嗒"一声。

（8）仪器提示后关闭进样口。

（9）输入操作者姓名和其他注释，使用"键盘"或"注释"键显示键盘并输入操作者姓名/注释。按键盘上的"回车"键确认输入。

（10）按"OK"键重启仪器。

（二）更换打印纸

注意：打印纸需要避免接触酒精、有机溶剂、含PVC的材料、新近显影的复印片，避免阳光直射、高温、受潮、受压和刮花。存储时使用由聚乙烯、聚丙烯、聚酯或类似材料制成的文件夹和文件箱。

（1）按"菜单"→"仪器状态"→"耗材"→"更换"→"更换打印纸"键。

（2）按"释放"键为盖子解锁，后压打开盖子清除任何残留在打印机内的纸张。

（3）将新的一卷纸装入打印机，纸张插入卷轴的下部卷出。将纸筒排列在打印机中间。

（4）确保当盖子关闭时，有一部分纸张露在打印机外，向前拉出盖子后向下压直至听到"咔嗒"声后关闭盖子。

（5）按"更换"键输入操作者姓名和其他注释，使用"键盘"或"注释"键显示键盘。按键盘上的"回车"键确认输入。

（6）按"OK"键退出返回主屏幕。

六、血气分析仪的日常清洁维护

1. 清洁仪器

仪器表面必须保持清洁，避免血液和（或）其他液体污染。如果受到血液和（或）其他液体的污染应立即清洁。

2. 清洁进样口

（1）按"菜单"→"仪器状态"→"其他活动"→"进样口检查"键。

（2）根据要求清洁进样口垫圈（参见以下三个步骤），进样口区域和把手。

（3）从进样口拆除带把手的垫圈和进样针，用清洁溶液或类似清洁剂浸泡带把手的垫圈和进样针。清洁溶液用于浸泡浴室和超声波清洁系统，其目的是清洁实验室用具和精密零件，祛除中度或顽固的有机物污染物。

注意：不要将清洁溶液注射进仪器，这会损坏传感器。

（4）用去矿物质水彻底冲洗掉所有清洁溶液（或类似清洁剂）。

（5）重新安装带把手的进样口垫圈和进样针，检查进样针是否在正确位置。

（6）装回进样口并关闭。

（7）按"完成"键。

3. 清洁测试卡座

清洁测试卡座时，用弯曲的牙科软膏清洁测试卡座内的接口孔。

注意：棉签可能将棉纤维残留在接口孔内导致测试卡与测试卡座之间产生泄露。

4. 清洁仪器外部

用肥皂水或温和的清洁剂清洁仪器盖子和外壳，不要用研磨清洁剂或清洁垫，以及含酒精的物质或强力清洁剂。

5. 清洁仪器屏幕

（1）将拇指指向屏幕不活跃位置，如主屏幕左上角准备文本处，然后持续按压屏幕。

（2）用干的或微潮的不含棉绒的布清洁屏幕，轻轻擦拭屏幕，祛除指纹和（或）灰尘。避免刮痕，建议使用经认可的屏幕清洁工具。

（3）如果要清洁拇指按压的地方，请换一处不活跃位置继续用拇指按压。

6. 外表面消毒

适时消毒外表面，消毒频率取决于当地医疗机构要求和仪器使用情况。消毒前，务必确保仪器表面洁净，没有残留血液和（或）液体。

注意：应遵循法定的和当地化学品安全工作实践条例。

用纸巾蘸取消毒剂擦拭仪器外表面和触摸屏，所有清洁液体必须先倒在布上，绝不能把液体直接倒在外壳和触摸屏上。

使用消毒剂：70% 异丙醇、70% 乙醇、4% 次氯酸钠

七、血气分析仪的常见故障及处理

在更换或维护过程中佩戴手套；丢弃和处理所有使用过的采样装置，质控（QC）、试剂包、测试卡、进样口探针、进样口垫片支架、进样口连接垫片、进样模块均视为生物有害性物质。

在故障解决模式下，按照"须解决故障"和"需操作者行为"、"文字和视频指导"，引导操作者进行每个故障解决程序，并演示如何退出故障解决模式。完成每个故障排除步骤以后，血气分析仪会测试问题是否已经解决。如果未解决，屏幕上会显示一个新的故障解决方案。如故障指南步骤不能解决问题，分析仪将进入"需要操作者干预"模式。

1. 步骤 1：更换试剂包

（1）启动视频指南并按"菜单"→"分析仪状态"→"耗材"→"更换"→"试剂包"→"按压启动视频指南"键，并按照屏幕提示进行操作。

（2）激活新试剂包。

（3）双手平稳及紧实地按下，直至搭扣卡入两个孔中。注意：只有当两个搭扣对准并卡入位，试剂包才能顺利被激活。

（4）将拇指按在试剂包的白色部分，然后将试剂包推入试剂包室，直至卡入到位。

（5）按"OK"键。

如问题继续存在，进入步骤 2。

2. 步骤 2：冲洗液体传输系统

（1）按"按压启动视频指南"键。

（2）移除试剂包，并关闭进样口把手。

（3）将自来水吸入冲洗分析仪，至 2.5 mL 标记处。

（4）将冲洗装置中的栓塞拨至 5 mL 标记处，将空气吸入。

（5）将冲洗装置的顶部与试剂包室内的废液接口相连。

（6）将极少量的空气注入，填充管内约 1 cm 的空间。

（7）将极少量的水注入，填充管内约 1 cm 的空间。

（8）重复以上步骤 6~7 次，直至管被水和气泡填满。

（9）注入水，直至在进样针出口见到不间断的水流出。

（10）断开冲洗装置。

（11）将进样口把手抬起至毛细管位置。

（12）将拇指按在试剂包的白色部分，然后将试剂包推入试剂包室，直至卡入到位。

3. 步骤 3：更换进样口垫片支架

（1）启动视频指南或按"菜单"→"分析仪状态"→"其他活动"→"进样口检查"→"更换进样口垫片支架"→"点击按键启动视频指南"键。

（2）取下进样口盖子。

（3）提起把手到最高位置。

（4）拔出进样口垫片支架。

（5）插入新的进样口垫片支架，确保进样针处于垫圈的中心。

（6）关闭进样口并放好进样口盖。

（姜卫波　刘　红）

第八章　麻醉恢复室患者的护理

第一节　麻醉恢复室患者的一般护理

一、麻醉恢复室患者的转入

1. 转入标准

（1）全身麻醉术后意识未完全清醒的患者。

（2）全身麻醉自主呼吸未完全恢复、肌张力差或因某些原因气管导管未拔出的患者。

（3）各种阻滞麻醉术后生命体征不稳定或术中发生意外情况、术中使用大量镇痛镇静药物，有迟发性呼吸抑制危险，需要继续进行监护的患者。

（4）病情危重、术后需要长期呼吸机辅助呼吸的患者原则上不收入麻醉恢复室（post-anesthesia care unit，PACU）。

2. 转入流程（图8-1）

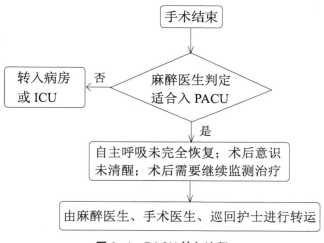

图 8-1　PACU 转入流程

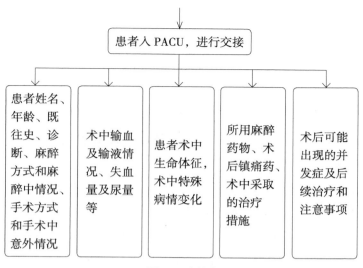

图 8-1（续）

二、麻醉恢复期的监测、护理与麻醉恢复记录单的书写

（一）麻醉恢复期的监测、护理

患者入 PACU 后需严密监测生命体征，必要时每 5 分钟采集一次数据，及时准确记录各项参数，并做好下列各项护理。

1. 体位

全麻未清醒患者取去枕平卧位，当患者呕吐时将其头偏向一侧，防止呕吐物反流误吸；给予患者保护性约束，妥善固定各种管路，防止因躁动引起管路脱出。

2. 体温

入室后测量患者体温，低于 36℃ 的患者及时采取复温措施，如加盖棉被、暖风机、输液加温仪、加温毯等，并于复温半小时后及时复测体温，以免因低体温导致患者苏醒延迟。

3. 循环系统

密切注意生命体征是否平稳，心电监护有无异常，循环是否稳定，如有异常，及时通知 PACU 值班医生，与患者术前生命体征及检查结果进行对比，必要时进行干预。

4. 呼吸系统

保持呼吸道畅通，观察患者呼吸节律、幅度，听诊两肺呼吸音，密切监护 SpO_2，必要时进行动脉血气分析及呼气末二氧化碳监测等。

维持呼吸护理：常规吸氧（面罩或鼻导管吸氧），按需吸痰，及时清除呼吸道分泌物，保持呼吸道通畅。

5. 泌尿系统

观察患者尿液的颜色、性质、量，并准确记录在麻醉恢复记录单上。如有异常，及时与麻醉医生及手术医生汇报，并协助处理。

6. 神经系统

（1）监测患者意识水平及定向力恢复情况。

（2）查看患者瞳孔的大小、是否对称、对光反射有无异常。

（3）患者清醒后判断肢体的感觉及活动情况。

7. 管路护理

各种管路妥善固定，查看有无扭曲、打折，确保管路通畅，有引流管的需查看引流液的颜色、性质及引流量。查看术区切口及敷料有无渗血及渗液情况。静脉输液通畅的同时根据患者年龄、病情及术中输液情况调节滴速，并及时查看注射部位的皮肤，防止药物外渗。

（二）麻醉恢复记录单的书写

（1）入室及时进行 Steward 苏醒评分，查看患者皮肤情况并记录（表 8-1）。

表 8-1　Steward 苏醒评分

患者状况	分值
清醒程度	
完全清醒	2
对刺激有反应	1
对刺激无反应	0
呼吸道畅通程度	
可按医嘱咐咐咳嗽	2
不用支持可以维持呼吸道通畅	1
呼吸道需要支持	0
肢体活动程度	
肢体能有意识的活动	2
肢体无意识活动	1
肢体无活动	0

（2）每 5 分钟测量一次生命体征，病情变化记录客观，有专科特点，具有连续性。

（3）入室进行导管风险评分、压力性损伤风险评分及跌倒坠床风险评分，根据评分风险值采取相应的护理措施。

（4）填写入室患者体温，若患者体温低于 35.5℃，应记录保暖措施并于半小时复测后记录复测体温。

（5）患者拔管后及时进行疼痛评分，≥ 4 分者及时通知值班医生进行干预，并于半小时后再次评分。所有患者出 PACU 前均须再次进行疼痛评分。

（6）准确记录患者出入量。

（7）出室前判断 Steward 苏醒评分，并记录在麻醉恢复记录单上。

（8）出室前麻醉医生在麻醉恢复记录单上签字，方可离室。

三、气管拔管的处理及相关事项

（一）气管拔管的指征

气管拔管是一个选择性的过程，拔管前的评估和准备非常重要，目前没有一个标准化的拔管规范可以应对所有的情况，拔管执行者需要根据具体的情况做出具体分析，下列指征有助于评估术后患者是否可以拔管。

（1）患者意识清醒，咳嗽、吞咽反射恢复、肌力恢复，能完成指令性动作。

（2）自主呼吸恢复，有足够的潮气量（>6 mL/kg），呼吸频率正常（10~30 次/分）。

（3）患者肺功能恢复良好，无低氧血症及高碳酸血症表现，SpO_2 正常。

（4）循环功能稳定：无须紧急处理的循环系统并发症。

（5）患者引流不多，无二次入手术室的危险。

（6）患者拔管后，不会因手术部位（如颈部手术、咽喉部手术）的原因而出现上呼吸道阻塞。

（7）患者符合拔管条件，由医生下医嘱，护士在医生指导下进行气管插管的拔管操作。

（二）拔管操作

（1）拔管前应备好抢救物品（呼吸囊、加压面罩、口咽通气道、气管插管等），以应对拔管后需要呼吸道支持或重新插管的情况。

（2）气管拔管前建立充分的氧储备。拔管前先清理口、鼻腔及气管内分泌物。

（3）使用无菌注射器抽尽套囊内气体，头偏向一侧，拔出气管导管，可保留牙垫，防止咬管及拔管后牙关紧闭，便于吸引口腔内分泌物。

（4）拔管后给予面罩吸氧，必要时再次清理口、鼻腔分泌物。

（5）拔管后密切观察 SpO_2、呼吸频率及幅度，并注意是否出现呼吸困难。

四、麻醉恢复室患者的转出

1. 转出标准

（1）神志清楚，定向力恢复，能辨认时间、地点，肌力恢复，能完成指令性动作。

（2）呼吸道通畅，吞咽、咳嗽反射恢复，不需要口咽或鼻咽通气道，通气功能正常，呼吸频率在 12~30 次 / 分，能自行咳嗽，排除呼吸道分泌物，面罩吸氧 SpO_2 不低于 95%。

（3）循环稳定，血压、心率变化不超过术前静息值的 ±20%，心电图正常，无心律失常和 ST-T 改变。

（4）无急性麻醉或手术并发症，如呼吸道水肿、神经损伤、恶心呕吐等。

（5）凡术后在恢复室用过镇静、镇痛药的患者，用药后至少观察 30 分钟，方可转出恢复室。

（6）Steward 苏醒评分 ≥ 4 分，PACU 医生查看患者后，方可转回病房。

2. 转出流程（图 8-2）

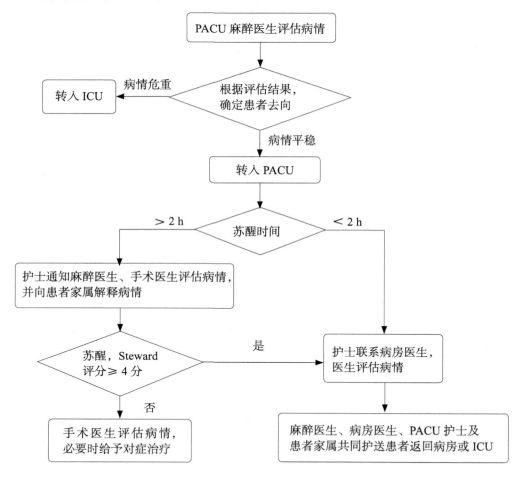

图 8-2 PACU 转出流程

（綦晓梅　陈　娜）

第二节　麻醉恢复室常见并发症及护理

PACU 是为麻醉患者和镇静患者的苏醒提供良好的密切监测和处理的地方。绝大多数患者能够较顺利地渡过麻醉期与苏醒期，但是有些患者情况复杂，出现并发症的风险性较高，因此，医护人员要对其加以重视，并采取有效的护理方法，确保患者安全。

一、呼吸系统并发症及护理

（一）低氧血症

低氧血症是临床上常见的术后并发症，可诱发和加重麻醉术后其他并发症。低氧血症是指 PaO_2 低于正常同龄人的下限，主要表现为 PaO_2 与 SpO_2 下降。

低氧血症的主要发生原因是患者肺内右向左分流增加，导致通气与血流比下降，造成术后低肺通气、吸入氧气浓度过低等现象。Marshal 为术后早期低氧血症与通气不足、气道阻塞、通气/血流比例失调、肺泡动-静脉氧分压差增大、氧弥散障碍、肺内分流增大及心输出量降低有关。

1.患者因素

年龄＞65 岁，肥胖，合并严重呼吸、循环系统疾病，以及存在携氧能力下降的原发疾病，如贫血或高铁血红蛋白血症。

2.手术及麻醉因素

全麻后低氧血症发生率高于区域阻滞麻醉，麻醉时间＞4 小时、胸腹部手术者更易出现，阿片类镇痛药、肌松药等的残余作用。

3.呼吸道梗阻

分泌物阻塞、舌后坠、喉痉挛或支气管痉挛等情况都可造成呼吸道梗阻，引起通气不足和低氧血症，应及时按需吸痰、清理呼吸道分泌物。舌后坠的患者及时放置口咽通气道或鼻咽通气道，并严密观察患者面色、口唇色泽，以及 SpO_2。喉痉挛/支气管痉挛的患者应去除诱因，减少刺激，遵医嘱给予激素、解痉药物，并给予加压面罩吸氧，必要时进行气管插管。

4.肺不张

如术后肺膨胀不全或出现肺不张、气胸等，使经肺的静脉血得不到充分的氧合，造成低氧血症。可给予吸入湿化的氧气，并鼓励患者咳嗽、深吸气、增加活动，必要时给予间歇性正压通气，若低氧血症持续存在，应转入 ICU 继续治疗。

5.心源性肺水肿

心源性肺水肿多发生于有心脏疾病史的患者，表现为低氧血症、呼吸困难、端坐呼吸、颈静脉怒张、喘鸣、第三心音奔马律，这些可能由于液体超负荷、心律失常、心肌缺血诱发。此时应进行查体、胸部 X 线检查、动脉血气分析和心电图，遵医嘱给予面罩吸氧或无创呼吸机支持，必要时重新插管行呼吸机辅助呼吸 +PEEP，并给予利尿药减轻心脏负荷。

（二）通气不足

术后通气不足指各种原因造成的肺泡通气量降低，引起 $PaCO_2$ 增高或合并低氧血症。临床表现为呼吸频率慢、潮气量小或呼吸浅快，伴随着肺泡通气下降导致的 $PaCO_2$ 的升高。主要诊断依据：$PaCO_2 > 45$ mmHg，SpO_2 低于正常。其原因可能是中枢性呼吸驱动的减弱，呼吸肌功能恢复不足，呼吸系统急性或慢性疾病的影响。护理措施应针对通气不足查找原因，对症处理，必要时辅助呼吸和控制呼吸方式进行呼吸支持。

（三）呼吸道梗阻

全麻术后出现的呼吸道梗阻多为急性梗阻，按发生部位可分为上呼吸道梗阻和下呼吸道梗阻。麻醉恢复期间的呼吸道梗阻多发生在气管拔管后，以上呼吸道梗阻多见。临床表现为鼾声或喘鸣、吸气困难，严重者出现"三凹征"，即吸气时胸骨上凹、锁骨上凹及肋间隙凹陷，患者通常呈深睡状态，SpO_2 明显降低。呼吸道梗阻的常见原因包括舌后坠、喉痉挛、支气管痉挛、气道水肿、术后颈部血肿及水肿、双侧声带麻痹、反流及误吸等。

（1）舌后坠：是一种最常见的上呼吸道梗阻表现，由于麻醉药物的残留作用使得下颌角和舌肌松弛，从而舌根下坠，当舌后坠造成不完全上呼吸道阻塞时，出现呼吸费力，患者会随呼吸发出强弱不等的鼾声，如果是造成完全性阻塞时，则此种鼾声反而消失，只见有呼吸动作而无呼吸效果，加上口唇发绀、SpO_2 进行性下降等的出现，则会导致窒息死亡。

对于舌后坠的患者应尽量抬头仰颌，开放气道。密切观察患者的呼吸变化，监测其脉搏、SpO_2 的变化，如果 SpO_2 低于90%，可以放置口咽通气管，保持呼吸道通畅。由于全麻术后患者对刺激反应相对较为迟钝，拔管后要及时清理口鼻腔分泌物，鼓励患者咳嗽，帮助排痰和清除分泌物。

（2）喉痉挛：多发生于术前有上呼吸道感染而未完全治愈的情况，小儿患者发生率高。术后麻醉减浅时，过多分泌物可直接刺激咽喉部引发喉痉挛，在吸痰、气管拔管或放置口咽通气道时的刺激也可诱发喉痉挛。长期大量吸烟的患者也是术后发生喉痉挛的高发人群。

发生喉痉挛后应立即解除一切刺激，轻度喉痉挛可轻提下颌，面罩加压供氧，若严重喉痉挛导致上呼吸道完全梗阻，紧急情况可行环甲膜穿刺，遵医嘱快速静脉注射琥珀胆碱，同时尽快建立人工气道。

（3）气道水肿：以小儿多见，术前有上呼吸道感染病史者更易出现。常见原因有长时间头低位手术，如支气管镜检查、食管镜检查及头颈、口腔、下颌和口底手术；困难气道反复多次气管插管操作后；术中液体补充过多或过敏反应等。

常用处理方法是抬高床头，纯氧吸入，0.25% 肾上腺素 0.5~1.0 mL 雾化吸入，必要时每 10~20 分钟重复使用；同时静脉注射地塞米松 0.15 mg/kg，每 6 小时 1 次。经上述处理梗阻症状仍不能缓解或喉头水肿严重者，通常需要紧急气管切开，建立人工气道。

（4）颈部血肿：最常见于颈部手术术后，如甲状腺及甲状旁腺手术、颈廓清术、颈动脉内膜切除术等，术后早期由于手术部位出血而并发血肿。颈部血肿压迫引起静脉和淋巴回流受阻、严重水肿。术后的炎性水肿也可造成气管受压，导致上呼吸道梗阻。

一旦出现颈部血肿必须立即处理：对于气管拔管的患者应给予面罩加压供氧并行气管内插管，同时立即通知手术医师并准备好手术室，如果不能迅速完成气管插管，切口必须立即打开，暂时缓解气道受压，改善通气。

（5）声带麻痹：多见于甲状腺及甲状旁腺手术术后。喉返神经受累引起声带麻痹可能是一过性的，而喉返神经被切断或严重损伤则可能为永久性损伤。一侧声带麻痹比较常见，可能引起反流或误吸；双侧声带麻痹属严重并发症，可能导致上呼吸道完全梗阻，需要紧急气管插管，常见于喉癌或气管肿瘤根治术术后，这是因为肿瘤浸润几乎不可能识别喉返神经，难免使其造成损伤。

患者清醒后鼓励患者咳嗽及发声，以判断患者的喉返神经受损情况，必要时协助医生行气管内插管。永久性损伤导致呼吸道梗阻者，需要紧急气管切开并做好气道护理。

（6）误吸：是一种严重的气道急症，气管拔管后若患者保护性气道反射未恢复，胃内容物反流或呕吐时易吸入气管，引起误吸。误吸可引起咳嗽、气道阻塞、肺不张、支气管痉挛等，表现为呼吸增快、心动过速、低血压，严重时可导致患者窒息死亡；胃内容物引起的误吸可导致化学性肺炎。

择期手术患者应术前禁食 8 小时，婴幼儿术前禁食 4 小时；饱胃患者术前应置胃管，麻醉前尽量将内容物吸尽；麻醉前应取下活动的义齿；分泌物过多的患者应给予阿托品或东莨菪碱肌内注射。

误吸引起低氧血症、气道阻力增加、肺不张或肺水肿时，需给予氧疗，必要时呼吸机辅助呼吸。及时清理呼吸道分泌物，必要时纤维支气管镜下进行冲洗和吸引。

二、循环系统并发症及护理

（一）心律失常

临床最常见的心律失常有窦性心动过速、窦性心动过缓、室上性心律失常、室性期前收缩。

1. 常见原因

（1）低氧血症、高碳酸血症。

（2）药物引起的心律失常，如氯胺酮、阿片类药物、琥珀胆碱、洋地黄、奎尼丁等。

（3）术前原有心律失常容易在术后诱发。

（4）疼痛和刺激。

（5）水电解质及酸碱平衡紊乱。

（6）循环不稳定如低血压、低心排综合征。

（7）低温。

2. 护理

（1）持续心电监护，评估心律失常的类型，通知医生，协助处理。

（2）判断患者循环是否稳定，循环不稳定时立即处理。

（3）保持呼吸道通畅，吸氧，防止低氧血症。

（4）查找心律失常的原因，进行血气分析，积极对症处理。

（5）遵医嘱给予抗心律失常药物。

（6）必要时准备除颤仪。

（二）低血压

低血压是麻醉恢复期常见并发症。轻度低血压一般不需特别处理，若血压较长时间低于基础值的 20%~30%，则为严重低血压，必须及时处理。

1. 常见原因

（1）低血容量性低血压：术中失血、失液过多导致有效血容量的不足。

（2）硬膜外复合全麻手术由于阻滞平面宽，药物导致外周血管扩张使血液滞留于外周，引起血容量绝对或相对不足。

（3）心功能不全低血压：原有心脏疾病或心功能不全，药物或外力对心脏的压迫导致心肌损伤。

（4）过敏反应低血压。

2. 护理

（1）通知麻醉医生，遵医嘱给予升压药，如麻黄碱。

（2）失血失液过多者应积极补液，以胶体液为主，对合并贫血的患者，可进行血气分析，必要时在补充血浆替代品的同时输全血或浓缩红细胞。

（3）观察引流液的颜色、性质、量及尿量，怀疑术后继续出血者应立即通知手术医师并协助处理。

（4）体温过低者给予复温措施，如加温毯、输液加温仪、暖风机等。

（三）高血压

1. 常见原因

（1）疼痛。

（2）低氧血症和高碳酸血症。

（3）高血压患者术前处理不当。

（4）术后寒战。

（5）容量超负荷。

（6）颅内压升高和颅脑手术。

2. 护理

（1）去除引起高血压的因素；疼痛的患者及时给予药物干预、心理护理；保持呼吸道通畅，改善通气，低体温患者积极给予复温措施，颅内压升高者给予降颅压等措施。

（2）必要时遵医嘱给予降压药物，如硝酸甘油、尼卡地平等。

（3）密切监测患者血压的变化。

三、神经系统并发症及护理

（一）全麻后苏醒延迟

目前对全麻后苏醒延迟的时间没有明确的规定，但一般认为"全身麻醉后超过2小时意识仍然不恢复，即为麻醉苏醒延迟"。

1. 常见原因

（1）麻醉药物的作用时间延长：麻醉前用药，尤其是长效苯二氮䓬类药如地西泮或咪达唑仑等用于老年患者，可能会导致苏醒时间延长。吸入性麻醉药的时间较长或辅用了其他药物，苏醒时间也会延长。静脉麻醉药、麻醉性镇痛药和吸入性麻醉药的联合应用也可引起术后麻醉苏醒延迟。肝肾功能不全的患者或营养不良低蛋白血症的患者药物作用时间显著延长。

（2）呼吸功能不全：麻醉期间因通气不足或无有效通气而导致呼吸功能不全引起低氧从而导致苏醒延迟。

1）术中低氧：低血压、患者呼吸系统原有疾病、呼吸抑制、呼吸道部分梗阻、大量失血引起的急性贫血、术中发生血气胸、气管导管过深误入一侧支气管等。

2）术后低氧：麻醉药物的残留作用，舌后坠，分泌物、呕吐物误吸阻塞部分呼吸道，阻滞麻醉平面过高产生呼吸抑制，严重缺氧或同时伴有低血容量、酸中毒时，便会导致术后苏醒延迟。

（3）心血管功能障碍：术中严重的低血压和心律失常均可导致苏醒延迟。

（4）严重水电解质紊乱：当血清钠高于 160 mmol/L 或低于 100 mmol/L，血镁低于 0.2 mmol/L 时可引起意识障碍；血清钾低于 2.0 mmol/L 可并发严重心律失常，引起心输出量降低、血压下降和意识障碍；大量失血补液过程中不注意电解质平衡，大量利尿不注意补钾引起钾低而导致苏醒延迟。

（5）代谢导致的低血糖、高血糖：麻醉期间低血糖多见于婴幼儿，小儿血糖值低于 2.5 mmol/L，成年人低于 2.0 mmol/L，可出现昏迷或意识不清；糖尿病患者接受胰岛素治疗或术前服用氯磺丙脲可发生术中或术后低血糖昏迷。重症糖尿病患者因胰岛素用量不足血糖高于 18~25 mmol/L 可出现糖尿病高渗性昏迷。

（6）体温异常：手术室温度过低、冲洗液温度低、大量输入库存血、全麻手术时间过长都是造成患者体温降低的原因。严重低温可降低患者意识能力，高温（> 40℃）也可导致意识丧失，且直接影响患者的术后苏醒。

2. 护理

（1）密切监测生命体征：对于术后苏醒延迟的患者，应专人护理，密切监测生命体征，常规监测心电图、血压、SpO_2、体温，必要时进行动脉血气分析、血清电解质和血糖检查，同时应查看患者瞳孔的大小及对光反射，确保各种管路通畅，并定时观察尿量及各种引流液的颜色、性质、量。

（2）积极查找病因，对症治疗：进行血气分析，及时纠正血糖及水电解质紊乱；呼吸功能不全的患者术后应根据情况继续进行呼吸支持直至苏醒，并及时清除呼吸道分泌物，保持呼吸道通畅。

（3）遵医嘱合理使用麻醉药物拮抗剂，并观察患者用药后的反应。

（二）神经系统的损伤

1. 中枢神经系统的损伤

大多见于脑卒中，脑卒中常发生于颅内手术、颈动脉内膜切除术和多发性外伤后。

怀疑患者脑卒中时，应及时汇报医师，并严密观察其意识、瞳孔、生命体征、神经系统体征等，同时应避免造成颅内压骤然增高的因素，如呼吸道梗阻、高热、剧烈咳嗽、便秘、癫痫发作等。

2. 外周神经的损伤

多由于手术直接损害或术中体位安置不当。最常见的原因：截石位、手术时间大于 4 小时及低体重。其他可能引起神经损伤的位置是：肘部、腕部、手臂内侧、腋窝，以及因面罩通气时压迫引起的第七对脑神经主分支损伤。

责任护士应严密监测，观察肢体感觉，早期发现潜在的神经损伤，如血肿或脓肿、手术敷料包裹过紧、手术辅助器械使用不当、神经部位受压等。

四、谵妄和躁动

谵妄是急性认知功能改变，表现为随时间波动的意识改变和注意力不集中。术后谵妄是指经历手术之后出现的谵妄，发生时间具有明显的特点，主要发生在术后 24~72 小时，也可在术后恢复期的短时间出现。苏醒期躁动是麻醉苏醒期一种不恰当行为，表现为兴奋、躁动与定向障碍并存，出现不恰当行为，如肢体的无意识动作、语无伦次、无理性言语、哭喊或呻吟、妄想思维等。全麻手术患者苏醒期谵妄和躁动是 PACU 护理工作中经常遇到的问题。术后谵妄和躁动都是神经系统功能改变的结果，只是程度不同，麻醉、手术及患者自身的因素都与谵妄和躁动的发生和发展相关。

1.常见原因

麻醉药物如咪达唑仑、氯胺酮、氟哌利多、阿片类药物、苯二氮䓬类药物、吸入性麻醉药可诱发谵妄和躁动；低氧血症、二氧化碳蓄积、酸碱平衡失调及电解质紊乱、低血糖、低体温、颅脑损伤、脓毒血症、严重疼痛和酒精戒断综合征等会诱发术后谵妄。

2.临床表现

患者表现为意识水平紊乱和注意力损害，认知功能改变或知觉紊乱，精神运动障碍，情感障碍，同时可能伴有无意识的动作、语无伦次、无理性言语、哭喊或呻吟、烦躁、尖叫等躁动的表现，谵妄状态的持续时间长短不一，短则 10~13 分钟，长则 40~45 分钟。

3.护理

（1）严密监护病情：PACU 护士应密切观察全身麻醉术后患者的生命体征，意识状态、瞳孔及尿量，必要时进行血气分析以防低氧血症或二氧化碳潴留并积极查找原因，及时报告医生并遵医嘱对症处理。

（2）加强安全风险防范：患者入 PACU 后，对其进行保护性约束，妥善安置各种管路。患者一旦出现躁动，立即通知值班医生，遵医嘱给予约束与镇静，保护患者，防止坠床及脱管，并积极进行心理护理，同时查找原因，积极对症治疗。

（3）充分镇静镇痛：患者清醒后进行疼痛评分，评分＞4 分者，通知医生积极进行处理，减轻患者伤口疼痛的不适，防止出现躁动。

（4）减轻尿管不适：患者麻醉恢复期常感觉尿管不适，术前应向患者解释留置尿管后的不适，患者清醒后 PACU 护士再次向患者解释留置尿管的重要性。对于尿管刺激明显的患者，及时查看其尿管是否通畅、膀胱有无充盈，并向手术医生及麻醉医生汇报，遵医嘱进行相应处理。

（5）对于其他原因如低 SpO_2、体位不适、心理紧张、缺氧、尿潴留、低体温等不适引起躁动，护理原则是查找原因、解除诱因及对症护理，避免盲目使用强制性约束，适当加以保护，防止外伤及意外。

五、疼痛

疼痛指组织损伤或潜在组织损伤而引起不愉快的主观感受和情感体验，或是具有感觉、情绪、认知和社会层面的痛苦体验。

（一）常见原因

（1）麻醉药物药效消失：手术结束后随着麻醉药物药效的减退，患者会逐渐感到疼痛。

（2）手术部位：胸科手术、关节置换术后疼痛最明显，上腹部手术次之，下腹部手术疼痛较轻。

（3）焦虑、压力和抑郁：是最有可能引起严重术后疼痛的心理因素。

（4）其他：体位的改变、咳嗽、患者对疼痛的认识、周围环境。

（二）术后急性疼痛对机体的影响

1. 呼吸系统

疼痛导致呼吸浅快，呼吸辅助肌僵硬致通气量减少，无法有力地咳嗽，无法清除呼吸道分泌物，导致肺不张和手术后肺部并发症。

2. 循环系统

心率增快，血管收缩，心脏负荷增加，心肌耗氧量增加，冠心病患者心肌缺血及心肌梗死的风险增加。

3. 胃肠道和泌尿系统

交感神经系统因疼痛而兴奋，反射性地抑制胃肠道功能，胃肠蠕动减弱，出现肠麻痹、恶心、呕吐；疼痛可致尿道及膀胱肌运动力减弱，引起尿潴留。

4. 其他疼痛

可使一些术后制动的患者发生深静脉血栓甚至肺栓塞；还可使手术切口周围的肌张力增高，影响患者早期下床活动，并对患者的心理和行为产生一系列影响，导致焦虑、恐惧、无助、忧郁、不满、过度敏感等一系列症状。

（三）护理

护理人员应重视患者的主诉，术后积极对患者进行疼痛评估，创建一个有信任感的环境，能够促进患者提供疼痛和治疗的信息，有助于调整更有效的疼痛治疗方案。

（1）密切监测术后患者的生命体征。

（2）积极进行疼痛评估。

（3）需要药物干预者，及时通知医生，用药后及时评价镇痛效果。

（4）镇痛不全或患者所需剂量调整时，及时通知医生进行处理。

六、泌尿系统并发症及护理

在麻醉恢复期间，由于麻醉药物的影响，可出现括约肌松弛、尿潴留。常见的并发症有少尿、多尿、电解质紊乱等。

（一）少尿

少尿是肾脏对低血容量和低血压的反应性变化。

1. 常见原因

（1）术后低血容量和低心排血量引起肾灌注压降低。

（2）低灌注、创伤、毒素引起急性肾小管坏死。

（3）外伤（包括医源性尿道损伤）、腹内压增加及导尿管阻塞。

2. 护理

（1）积极评估少尿的原因，遵医嘱予以纠正。

（2）进行心电监护和血气分析，纠正电解质紊乱，避免因高钾血症和酸中毒导致室性心律失常甚至死亡。

（3）保证尿管通畅，避免折叠、扭曲、受压，促进有效导尿。避免因患者的体位引起尿管的末端高于膀胱中尿液的水平面，致引流不畅，也避免引起尿路逆行感染。

（4）准确测量和记录尿量，至少每小时记录一次，为医生提供参考。

（5）未插导尿管的患者，应记录膀胱的容量、末次排尿时间，以鉴别是少尿还是排尿困难。

（二）多尿

多尿是尿输出过量的一种状态，通常反应术中补液充足。

1. 病理性多尿的原因

（1）高血糖、使用了高渗盐水或甘露醇、肠外营养液导致的渗透性利尿。

（2）急性肾小管坏死、肾小管浓缩功能丧失。

（3）头部外伤或颅内手术使抗利尿激素缺乏导致尿崩症。

（4）输液过多或应用利尿药物。

2. 护理

（1）评估多尿的性质：可以通过比较尿液和血清的电解质及渗透压来判断。

（2）准确测量和记录尿量，至少每小时记录一次，为医生提供参考。

（3）积极纠正电解质紊乱。

七、恶心、呕吐

术后恶心、呕吐通常指术后 24 小时以内发生的恶心、呕吐，是麻醉极为常见的并发症，总体发生率 20%~30%，可直接影响到患者的主观感受，增加患者的不适和痛苦。

（一）常见原因

（1）患者因素：既往有眩晕症状，中年女性，肥胖，以往有麻醉后恶心、呕吐症状等。

（2）麻醉因素：阿片类镇痛药可导致患者恶心、呕吐，某些麻醉前用药也可导致患者恶心、呕吐。

（3）手术因素：腹部手术、眼部手术、耳部手术、椎板切除术及肾脏手术发生率相对较高。随着麻醉时间和手术时间的延长，恶心、呕吐的发生率也相应增高。

（4）术后各种原因所致的低血压、缺氧都会引起恶心、呕吐。

（二）护理

（1）应确定患者发生恶心、呕吐的风险，对中危以上患者应给予有效的药物预防。

（2）去除基础病因，包括适当术前禁食（不少于 6 小时）。消化道梗阻患者术前插入粗口径胃管单次抽吸或持续引流；术中胃膨胀患者在手术结束前放入大口径胃管一次性抽吸，抽吸后拔除胃管以减少胃管刺激和反流。

（3）评估恶心、呕吐的原因，对症处理，如腹胀，给予胃肠减压等。

（4）避免患者恶心、呕吐，遵医嘱给予止吐药治疗。

（5）将患者头偏向一侧，防止误吸呕吐物，给予患者吸氧，并保持其周边及口腔清洁。

（6）心理护理。

八、低温、高热

（一）低温

患者手术过程中，多种原因会导致患者热量通过辐射、对流、传导或蒸发丢失，许多患者在进入 PACU 时有低体温（体温低于 36℃）的表现。

1. 常见原因

手术室环境温度低、手术时间长、皮肤消毒时裸露面积较大、大量输入未加温血制品或液体、术中大量液体冲洗是患者体温降低的原因。此外，患者年龄、性别、手术部位、原有疾病、麻醉方法也与体温下降有一定关系。低温可引起心率加快、血管收缩、组织缺氧、低灌注状态和代谢性酸中毒，可使血小板功能受损，术中失血量和术后渗血相对增加。

2. 护理

（1）加强手术前的心理疏导有助于预防低体温的发生。

（2）调节合适的手术室温度：成年人手术室内温度控制在22~24℃，新生儿及早产儿手术室内温度保持在27~29℃。

（3）术中监测体温，术后入恢复室也应常规测体温。体温降低时积极给予复温措施如空调调节，应用保温毯、暖风机，加盖被服，减少体表暴露，以避免体温继续下降。

（4）输液时使用输液加温仪，全身麻醉患者使用湿热交换器（人工鼻）能保持呼吸道内恒定温度和湿度。

（5）如患者发生寒战，可遵医嘱使用曲马多。

（6）观察有无低体温引起的并发症。

（二）高热

1. 常见原因

引起术后高热的主要原因有感染（特别是处理感染和坏死的组织后）、输液（输血）不良反应、甲状腺功能亢进、恶性高热、神经安定药恶性综合征。

2. 护理

（1）定时测量体温，查找高热原因。

（2）密切监测患者生命体征。

（3）对症治疗，常用对乙酰氨基酚（成年人用栓剂650~1300 mg，小儿用栓剂10 mg/kg）和物理降温法。

（4）心理护理。

（葛　萍　于晓芬　任春云）

第三节　不同科室疾病手术后麻醉恢复室内护理要点

一、麻醉恢复室一般护理要点

1. 做好接收患者的准备

查看呼吸机、监护仪、吸引器处于备用状态，床旁备好急救物品。

2. 迅速建立有效监护

患者进入 PACU 后，迅速给予建立心电监护，密切监护各项生命体征，给予面罩吸氧 5~6 L / min；对于自主呼吸未恢复的患者，遵医嘱调节呼吸机各项参数，连接呼吸机辅助通气。

3. 严格交接班

交接班时交清患者术中有无意外情况、有无病情变化、术中输血及输液情况、失血量及尿量，以及麻醉药使用情况等。有以下情况者应重点交接：①术前意识不清及运动障碍的患者；②困难气道的患者；③术前合并哮喘，呼吸状态不稳定的患者；④血流动力学不稳定的患者；⑤安装心脏起搏器的患者；⑥有药物过敏的患者；⑦术前烦躁的患者。

4. 妥善固定各项管路，保持引流通畅

患者进入 PACU 后，检查其各种管路的位置，妥善固定，勿扭曲打折，确保引流通畅；及时观察引流液的颜色、性质、量；观察切口敷料有无渗血渗液，并做好护理记录。短时间引流液增多，有活动性出血可能时应及时通知医生并协助处理。对于带气管插管的患者，应查看气管插管的刻度，做好气管插管的护理。

5. 风险评估

及时进行各项风险评估，如跌倒坠床、导管风险评估等，床头悬挂相应的警示标识，并做好保护性约束。

6. 观察患者病情变化，准确书写护理记录

密切观察患者的生命体征、瞳孔、意识状态、肌力恢复情况、出入量等，并做好护理记录。

7. 体位护理

如无特殊禁忌，麻醉清醒后可抬高床头 15°～30° 或侧卧位，以增强患者呼吸运

动，提高舒适度。

8. 皮肤护理

交接班时应仔细检查皮肤，手术时间较长的患者进入 PACU 后应及时给予翻身，必要时贴压疮贴。

9. 体温护理

PACU 室内温度维持在 22~26℃。患者入室后及时测量体温，体温低于 36℃者给予保温措施，如加盖棉被、暖风机、保温毯、加温输液仪等，并于 30 分钟后复测体温。为患者进行各项护理操作时，尽量减少患者身体的暴露面积。

10. 疼痛护理

患者清醒后及时进行疼痛评分，评分 ≥ 4 分时可通过安慰患者、更换舒适卧位、分散注意力等措施减轻患者疼痛，必要时通知医生给予镇痛干预，并观察用药后效果。出现烦躁的患者及时评估其烦躁原因，遵医嘱进行对症处理。

11. 气管拔管后的护理

应掌握拔管指征，判断患者符合拔管指征后，通知医生，协助医生拔管，拔管时吸净口鼻腔分泌物，用无菌注射器抽净气管导管套囊气体，嘱患者张口将导管拔出，并给予患者面罩吸氧。吸痰时应严格无菌操作，拔管后嘱患者进行有效咳嗽。

12. 麻醉并发症的观察与护理

在患者麻醉恢复期间要严密观察有无麻醉并发症，做好病情评估，病情变化时及时通知医生，并协助处理。

13. 转运途中护理

患者符合出室指征后，由 PACU 医生判断签字后，方可返回病房。途中应注意密切监护患者面色、呼吸，必要时携带简易呼吸囊，病情危重的患者转运时应携带便携式监护仪或转运呼吸机。

（张剑军）

二、神经外科手术麻醉恢复期护理要点

1. 体位护理

麻醉未醒前采取平卧位，头偏一侧。气管拔管后清醒患者采取头高位，可抬高床

头 15°~30°，以避免体位性窒息，促进脑部静脉回流，减轻脑淤血和脑水肿。

2. 生命体征及一般情况观察记录

严密观察患者的意识、瞳孔、肌力及生命体征的变化，做好相关护理记录。如出现患者意识恢复又逐渐变差甚至昏迷，两侧或一侧瞳孔不等大或者对光反射迟钝或消失，常提示颅内出血或脑水肿所致的颅内高压，应立即报告手术医生，尽早处理。

3. 引流管观察护理

颅脑手术术区一般放置硬膜外或硬膜下引流管，脑室手术会同时放置脑室引流管：①引流管应妥善固定，固定处近端应留有一定长度，防止头部活动时引流管脱出；②引流袋应低于床头悬挂，以免发生反流，脑室引流袋放于平头位置，以免发生虹吸现象；③脑室引流管引流瓶需要高出侧脑室平面 15~20 cm 以维持正常的引流，硬膜下引流管引流瓶需低于创腔 30 cm，硬膜外引流管引流瓶需低于头部 20 cm；④保持引流管通畅，避免受压、反折、扭曲；⑤交接班时应确认引流管的类型，硬膜外及硬膜下引流管内一般是血性液混有生理盐水或脑脊液，脑室引流管中则为生理盐水或脑脊液混有少量血性液，若引流管内突然出现暗红色血性液或完全血性液，应立即观察血压及瞳孔变化，及时通知手术医生，必要时及时复查 CT，以确定是否为再出血或颅内高压情况；⑥搬动患者时，先夹闭引流管。

4. 头痛、烦躁不安患者护理

应查明原因后再遵医嘱使用止痛药或镇静药。

5. 皮肤护理

做好皮肤的护理，每两小时翻身一次，必要时放置翻身枕，贴减压贴等。躁动患者加床档或适当约束。

（高　扬）

三、耳鼻喉科手术麻醉恢复期护理要点

1. 保持呼吸道通畅

如鼻腔内的血液流入口腔中，需及时予以清理，必要时负压吸引。出血较多时及时通知手术医生处理，床旁备好鼻止血包。如有舌后坠者，及时置入口咽通气道。

2. 生命体征及一般情况观察记录

行筛窦手术的患者应严密观察患者的生命体征，观察有无清水样鼻涕不断从鼻腔流出，严防脑脊液漏和颅内感染的发生。

3. 体位护理

扁桃体及腺样体切除后患儿分泌物较多，拔管后可取侧卧位或俯卧位。对于口腔内有出血的患者，将其头偏向一侧，嘱其勿用力咳嗽，鼓励患者吐出口内血性分泌物。

4. 支撑喉镜手术患者护理

由于手术时间短，麻醉药物代谢不全，可能会出现拔管后无力、舌后坠、喉痉挛、呼吸遗忘、呼吸抑制等并发症，患者拔管后取去枕平卧位，头偏向一侧，保持呼吸道通畅。密切观察患者的生命体征，若发生舌后坠、呼吸遗忘等，应及时呼叫患者，保持患者清醒，适当给予拮抗药。可置入口咽通气道，必要时进行气管插管呼吸机辅助呼吸。

5. 鼻骨骨折患者护理

术后禁止按压鼻子，拔管后患者可能会因鼻腔填塞而出现呼吸困难，应嘱其用口呼吸，尽量控制咳嗽和喷嚏。并密切观察 SpO_2 及填塞敷料的颜色，有异常及时通知医生，并遵医嘱做出相应的处理。

6. 喉部手术气管切开患者护理

保持气管内套管的通畅，导管吸氧 2~3 L / min，防止气管导管引起堵塞，如患者突然出现呼吸困难、发绀、烦躁不安，应立即吸出套管内分泌物。气管切开的患者失去湿化功能，容易出现气道堵塞、肺不张及继发性感染等并发症，应保持气道充分湿化。做好保护性约束，防止套管脱出，有引流管者应妥善固定，避免患者因疼痛烦躁而将套管、引流管拔出，密切观察有无出血、皮下气肿、气胸等并发症。

（李晓琳）

四、妇科手术麻醉恢复期护理要点

1. 体位护理

外阴根治术后取平卧位，双腿外展，屈膝，膝下垫软枕头，以减少腹股沟及外阴部的张力；盆底修补术后取平卧位，禁止半卧位；处女膜闭锁术后取半卧位。

2. 腹腔镜手术患者护理

因手术需建立 CO_2 气腹，患者入恢复室后应观察其有无皮下气肿。少量皮下气肿无须处理，可自行吸收。大量皮下气肿需绷带加压包扎，由于大量皮下气肿可引起血液高碳酸血症，此时应并密切观察患者呼吸，遵医嘱行血气分析，使用呼吸机辅助呼吸的患者需调节呼吸机参数，防止过度通气。

3. 宫腔镜手术患者护理

患者常规阴道填塞 1 块纱布，应注意有无排尿困难，必要时留置尿管。密切观察阴道流血情况，阴道流血量多于月经量时，及时通知医生进行处理。

4. 并发症护理

术后观察患者腹部有无撕裂样疼痛，若有及时通知医师，给予相应处理，防止出现子宫穿孔等并发症。

5. 管路护理

外阴及阴道术后引流管一般为盆腔阴道引流管，应妥善固定，按时挤压，保持引流通畅，密切观察引流液的颜色、性质、量，做好记录，判断有无术后出血。

（李金芮）

五、口腔颌面外科手术麻醉恢复期护理要点

1. 体位护理

全麻未清醒时取去枕平卧位，头偏向健侧；全麻清醒后取半卧位，以减少出血，增强患者肺部呼吸运动，保持呼吸道通畅。

2. 呼吸道护理

及时清除患者口鼻腔分泌物，保持呼吸道通畅，防止窒息。

3. 口腔护理

观察患者口底、舌体肿胀情况及舌体的动度。

4. 引流装置护理

保持负压引流通畅，若短时间内大量出血，应及时通知医生；若引流液乳白色，可能是颈淋巴结清扫时误伤胸导管所致。

5. 警惕口腔深部渗血

密切观察患者，警惕口腔深部渗血致血肿压迫呼吸道，引起窒息。一旦出现，及时通知医生，协助处理。

（李丹丹）

六、泌尿外科手术麻醉恢复期护理要点

（1）引流管护理：泌尿外科手术常见引流管种类如膀胱造瘘管、肾盂造瘘管、肾周引流管、腹膜后引流管等。患者进入 PACU 后应妥善固定引流管，保持引流管通畅并严格记录引流液的颜色、性质、量。

（2）严密观察患者尿液的量、颜色、性质等，如短期内出现大量血尿，应立即通知手术医生查看。

（3）膀胱术后及前列腺电切术后膀胱冲洗液的适宜温度是 35~37℃，冲洗过程中应密切观察冲洗液的颜色及性质，根据尿液颜色调整冲洗速度。在冲洗过程中如颜色较前加深，应调快冲洗液速度；如血块堵塞尿管，应立即通知手术医生冲洗尿管。

（4）膀胱痉挛的护理　确保尿管通畅，遵医嘱应用解痉镇痛药物，加强患者心理护理。

（5）肾造瘘管护理：肾造瘘管在术后 4~6 小时处于夹闭状态，可使肾内积聚更多的血液并凝固，形成压迫性止血状态。

（6）观察切口有无渗血、渗液、漏尿等情况，患者出血严重、血压不稳时应及时通知医师并查找原因，遵医嘱给予输血、输液、注射止血药物等。

（7）肾移植患者护理：将患者移植肾侧下肢屈曲 15°~25°，以避免移植肾受压；严密监测患者尿量，出现尿少及无尿时应及时通知手术医生查找原因；合理静脉输液，遵循量出为入的原则；禁止在动静脉瘘的一侧测量血压及穿刺输液，禁止在移植肾侧下肢静脉输液。

（8）肾切除患者护理：肾切除尤其是肾部分切除的患者，应及时给予疼痛评分，并通知医生，遵医嘱给予镇痛处理，避免患者疼痛烦躁，搬动患者时尽量轻柔，避免切口出血。

（王淑君）

七、小儿外科手术麻醉恢复期护理要点

（1）保持呼吸道通畅：小儿解剖生理特点为舌大、颈短、呼吸道管径较小、腺体分泌旺盛、呼吸储备差，少量分泌物即可导致气道梗阻。所以应常规备吸引装置，根据患儿年龄选择合适的吸痰管。

（2）术后患儿应放置在床中间，周围放置棉垫作为保护。尽量专人看护，正确使用约束带，防止患儿突然躁动导致脱管或坠床。由于小儿体温调节系统不完善，应给予充分保暖。

（3）循环监测与护理：保持静脉输液通畅，麻醉恢复期应根据患儿心率、血压、尿量等，控制液体摄入量，根据患儿年龄及病情调节输液滴速。注意患儿膀胱充盈情况，必要时给予导尿。

（4）体位护理：除手术必须外，全麻拔管后患儿体位可取侧卧位或平卧肩下垫枕，侧卧位可避免舌后坠的发生，利于分泌物引流和排痰，确保呼吸顺畅，并减轻持续头后仰带来的不适感。吸氧面罩放于患儿面前，以增加氧流量，提高周围氧浓度。小儿髋关节脱位术后一般行髋人字石膏固定，应采取制动体位，妥善保护好患肢，禁止患肢屈曲，密切观察被固定肢体的末梢循环、皮肤颜色及温度，一旦出现苍白或发绀，肢端冰冷等情况，应及时通知手术医生，进行处理。

（5）个性化护理：在交接时详细了解患儿的性格特点，分析患儿的心理需求，为患儿提供相应的护理措施。幼儿恋母怕生，缺乏安全感，易产生分离性焦虑，受到约束后容易出现反抗情绪，应安排固定的人员护理并在患儿醒后解除不必要的约束装置，保持原有习惯。轻度躁动的患儿可适当抚触或轻拍其背部，体位可取坐位或抱起，并通过玩玩具等活动分散注意力。

（孙明月）

八、胸外科手术麻醉恢复期护理要点

（一）一般护理要点

1.体位护理

清醒后抬高床头 30°，使患者膈肌下降，增加肺活量，有利于气体交换和引流。

2. 根据不同手术方式采取不同的护理

（1）全肺切除术：体位采取术侧侧卧45°，取半卧位或1/4侧卧位，禁止健侧卧位，防止纵隔摆动。并注意观察胸腔闭式引流瓶处于夹闭状态，定时开放。控制胸内压在 $-8\sim-6$ cmH$_2$O。使用呼吸机辅助呼吸时，给予小潮气量（5~7）mL / kg。严格控制液体总量和速度，防止前负荷过重而导致肺水肿。24小时总量1000~1500 mL，速度20~30滴/分为宜。限制Nacl的入量，观察尿量，维持水电解质平衡，减轻心脏负担，预防急性肺水肿。搬动患者时要平稳，防止纵隔摆动，引起心律失常。

（2）纵隔手术：严格按照胸腔闭式引流瓶的护理常规，胸腺瘤的患者可能会伴有重症肌无力，拔管后注意观察有无肌无力及呼吸困难的情况；正中切口的患者，保持其引流通畅，观察有无血肿压迫引起的呼吸困难和颈静脉怒张。

（3）食管手术：重点观察患者鼻肠管、胃管的深度，妥善固定，保持引流通畅，注意胃肠减压引流液的颜色、性质、量。拔出气管导管时，嘱患者张口，查看患者鼻肠管、胃管是否盘在口中。严格按照胸腔闭式引流瓶的护理常规，严密观察患者胸腔引流液颜色，若呈乳白色或淡黄色，应怀疑乳糜胸。

（4）肺大疱手术：患者入室后呼吸机给予小潮气量（5~7 mL / kg），严格执行胸腔闭式引流管护理要点，鼓励患者有效咳嗽。

3. 疼痛护理

患者清醒后及时进行疼痛评分，必要时给予疼痛干预。胸部手术患者术后因疼痛而不敢呼吸，会影响患者呼吸频率和幅度，引起 CO_2 蓄积，应遵医嘱及时给予镇痛药物并观察用药后效果。

及时遵医嘱行血气分析，维持患者水、电解质平衡，测量体温，给予保暖措施，防止患者出现苏醒延迟。

（二）胸腔闭式引流护理要点

1. 保持引流系统的密闭

（1）引流管安装正确，衔接紧密。

（2）水封瓶长管置于水中3~4 cm，并始终保持直立位。

（3）如引流管连接处脱落或引流瓶损坏，应立即双钳夹闭引流管，按无菌操作更换水封瓶或引流装置。

（4）若引流管从胸腔脱落，应立即用手捏闭伤口处皮肤，消毒处理后，用凡士林纱布封闭伤口，并协助医师进一步处理。

2. 严格无菌操作，防止逆行感染

（1）保持引流装置无菌，定时更换引流瓶，严格无菌操作。

（2）引流瓶位置低于胸腔 60~100 cm，防止引流液逆流。

（3）保持伤口处敷料清洁干燥。

3. 保持引流通畅

（1）无休克患者应采用半坐卧位，利于引流。

（2）由近及远挤压引流管，防止导管堵塞。

4. 观察和记录

（1）水柱波动：正常情况下，水柱波动范围为 4~6 cm。

（2）引流液：观察引流液的颜色、性质和量并准确记录。若引流量 ≥ 200 mL / h，且持续超过 3 小时，引流液呈鲜红色且有血凝块，同时伴有低血容量表现则可能为活动性出血，应通知医师给予积极处理。

（逢 笑）

九、血管外科手术麻醉恢复期护理要点

1. 体位护理

行颈部血管重建术后，头部应置于正中位，防止颈部过度活动，引起血管扭曲，牵拉吻合口处出血，清醒拔管后，可使头部抬高 20°~30°，既有利于脑静脉回流，减轻脑水肿，又可减少胃食管反流的发生；四肢动脉手术后，应取平卧位或低半卧位，患侧肢体安置在水平位置，避免关节过屈挤压、扭曲血管；所有肢体静脉手术、静脉动脉化手术后均需抬高患肢，使肢端高于心脏 20~30 cm，有利于静脉回流。

2. 意识的观察

颈动脉内膜切除术等应注意观察患者意识及瞳孔，出现异常时，应排除脑动脉血栓形成或脑栓塞，并及时给予处理。

颈动脉内膜剥脱术后应保持血压稳定，收缩压控制在 110~130 mmHg，血压过高可导致高灌注综合征，甚至脑出血等严重并发症，同时防止血压过低引起脑灌注不足导致脑梗死。

3. 手术切口观察

手术后应观察切口有无出血、渗液及感染等。在麻醉苏醒过程中，应尽量避免患者剧烈咳嗽，以防止血压过高，导致切口处血管破裂，形成局部血肿压迫气管，从而造成切口严重出血，甚至影响呼吸功能。

4. 大隐静脉剥脱术患者护理

注意观察下肢颜色、温度及感觉，皮温下降及足背动脉减弱或消失，肢体麻木发凉，提示动脉供血不足，应立即通知医生处理。

（邱麒燃）

十、肝胆胰外科手术麻醉恢复期护理要点

1. 留置管护理

肝手术后常置入胃管、鼻肠管、鼻胆管等，交接班时应注意插管深度，妥善固定，保持通畅。气管拔管后嘱患者张口查看管路是否盘曲在口中。

2. T 管护理

妥善固定，防止脱滑，勿牵拉扭曲受压，保持引流通畅，并观察记录胆汁的颜色、量、性质。按无菌操作的原则更换引流袋，位置勿高于引流口，以免引起逆行感染。注意捏压 T 管，防止堵塞。

3. 腹腔引流管护理

保持引流管通畅，观察引流液的颜色、量、性质。如发现引流管内液体由暗红色变为鲜红色且＞100 mL / h，或患者出现面色苍白、脉搏细速等出血表现时，立即通知医生协助处理。

4. 严密观察腹部情况

术后未放置引流管的患者，应密切观察其腹部敷料渗血、渗液情况，并保持局部清洁干燥，观察有无腹痛，腹部是否隆起和急腹症等症状。

5. 注意维持水电解质平衡

肝手术后由于药物代谢缓慢，苏醒延迟发生率较高，此时应及时进行血气分析，维持患者水电解质平衡，必要时可适当应用拮抗剂。

（林志豪）

十一、产科手术麻醉恢复期护理要点

1. 一般情况护理

入室后检查产妇的一般情况、手术切口、宫底高度及硬度、阴道流血等情况，并记录，有异常及时通知医生，按医嘱处理。密切观察产妇术后恶露排出情况。

2. 剖宫产术后护理

常规腹部放置沙袋6小时，预防切口出血，促进子宫收缩。指导产妇咳嗽时用手压住切口两侧，防止切口裂开。

3. 疼痛护理

产妇术后切口疼痛和子宫收缩痛大大影响产妇术后恢复，患者出现疼痛时及时通知医生，必要时遵医嘱用药。

4. 呕吐的护理

剖宫产术后产妇出现呕吐的概率相对较高，一旦出现呕吐，应立即头偏一侧，防止误吸，及时清理口腔内分泌物，并及时通知医生给予对症处理。

5. 术前合并妊高征的产妇护理

应密切监测其生命体征，护理时动作轻柔。出现躁动时给予保护性约束；出现抽搐时勿用力按压患者肢体，防止骨折。遵医嘱给予镇静、解痉、强心、利尿、降压等药物。

（李青原）

十二、关节外科手术麻醉恢复期护理要点

1. 体位护理

全麻术后未清醒患者取平卧位，头偏一侧，清醒后可适当抬高床头，硬膜外麻醉及腰硬联合麻醉患者、有脑脊液漏风险者需去枕平卧4~6小时，后无不适者可垫枕平卧。骨盆骨折患者取平卧位，严禁半坐卧位。髋关节术后患肢采取功能位，保持患肢外展30° 中立位，避免内收屈曲。

2. 一般情况护理

观察患肢的颜色、温度、感觉、运动、末梢血运变化，有异常及时通知医生。

3. 骨盆骨折患者护理

密切观察患者尿液颜色、量，有无排尿困难、尿痛及会阴部血肿，如有异常，及时通知医生并配合处理。注意翻身时轴线翻身。

4. 肩关节术后患者护理

呼叫患者时应避免拍打术区，避免在术侧肢体测血压。

5. 引流管护理

PACU 护士交接班时应与手术医生确认引流管是否需要夹闭及开启时间，并做好护理记录。

6. 体温护理

由于关节外科手术室温度较低，患者进入 PACU 后应重视体温管理，采取保暖措施。预防低体温并发症。

7. 疼痛护理

关节外科手术患者清醒后疼痛发生率较高，应及时进行疼痛评估，必要时通知医生镇痛干预。

8. 皮肤护理

关节手术使用止血带时间较长，术后应重视皮肤管理，观察皮肤有无水泡、压疮，做好皮肤护理。

（苏颖颖）

十三、脊柱外科手术麻醉恢复期护理要点

（1）体位护理：颈椎术后患者需保持颈部制动，平卧，保持头颈躯干一致，必要时带颈托，按时轴线翻身；腰椎术后患者平卧位，保持脊柱平直，勿屈曲、扭转，避免拖、拉、推等动作。床头勿抬高。四肢手术术后取平卧位，抬高患肢。

（2）密切观察生命体征的变化。颈椎前路手术要密切观察意识、面色、呼吸情况、有无声音嘶哑及吞咽困难，床旁应常备气管切开包。

（3）观察患者四肢的感觉、运动、循环，若肢体感觉运动异常，排除麻醉原因外，及时通知手术医生。

（4）截肢手术患者床旁应常备止血袋或沙袋，防止动脉结扎脱落导致大出血；患肢抬高，观察残肢末端血运情况。

（5）观察患者引流液的颜色、性质、量。术后早期引流液为浓稠的血性液体，量稍多，若引流液清亮呈淡黄色，且患者自述头痛、恶心时，提示有脑脊液漏，应立即报告医生，及时处理。

（6）腰椎术后感染持续冲洗应保持冲洗引流管通畅，保持冲洗液与引流液量的平衡，经常挤压引流管，避免引流管阻塞。

（王洁俐）

十四、手足外科手术麻醉恢复期护理要点

（1）安置患者，保持合适的体位，根据医嘱抬高患肢使其高于心脏水平。

（2）观察患肢末端皮肤的颜色、温度、毛细血管充盈时间及肿胀、感觉、运动等情况。

（3）搬动患者时应保持患肢不扭转、不弯曲，持续水平位置。

（4）VSD 的护理　应避免扭曲打折，保持持续负压吸引状态，负压维持在60~80kPa，同时观察患者伤口表面的敷料是否塌陷，保持创面干燥，无液体聚集。

（5）石膏固定的患者，患肢抬高，观察肢体末端皮肤颜色、温度、感觉、运动、动脉搏动情况。石膏干固后才能搬动患者，搬动时用手掌平托。

（赵洪燕）

十五、乳腺外科手术麻醉恢复期护理要点

（1）乳腺癌根治术后患侧肢体静脉淋巴回流不畅，麻醉恢复期应重点注意观察术侧肢体，避免在术侧肢体测量血压及静脉输液。

（2）术侧肢体保持制动，避免外展，防止过度外展拉伤肌肉。

（3）注意加压绷带松紧适宜，以不影响患者呼吸，能耐受为宜。

（4）保持负压引流管引流通畅。

（王雪梅）

十六、胃肠外科手术麻醉恢复期护理要点

（1）管路护理：胃肠外科手术常留置胃管或鼻肠管，持续胃肠减压。应将留量管双重固定，防止管路脱出。气管插管拔管后应嘱患者张口，查看胃管及鼻肠管有无盘在口内。

（2）观察胃管内引流出胃液的颜色、量，出现引流液鲜红、量多情况时应立即通知医生。

（3）体温护理：胃肠外科手术时间较长，患者入恢复室后要加强其体温管理，必要时暖风机保暖。

（4）腹腔双套引流管护理：正确固定引流管，维持有效负压，一般为 10~20 kPa，防止打折或阻塞。

（5）结肠造瘘术后护理：观察造瘘口的颜色外观是否湿润，红肿，观察造瘘口周围皮肤的血运循环。造瘘口开放宜采取左侧卧位，避免粪便污染腹部切口。

（6）及时复查血气分析，维持水电解质平衡，防止患者苏醒延迟。

（7）疼痛护理：患者清醒后及时进行疼痛评分与疼痛护理，疼痛评分 ≥ 4 分时立即通知医生查看患者，给予镇痛干预。

（荆天玉）

十七、甲状腺外科手术麻醉恢复期护理要点

（1）严格交接班：交接班时应详细交接患者术中有无特殊情况，如神经损伤等。

（2）管路护理：甲状腺术后引流管位置在颈部，应妥善固定，保持负压引流通畅，防止受压及扭曲。密切观察患者颈部有无肿胀及引流不畅情况，防止出血压迫气管引起窒息。如患者出现进行性呼吸困难，引流液每小时＞100 mL，应立即通知医生查看患者，必要时协助医生行床旁气管切开术。

（3）气管拔管后护理：气管拔管后，查看患者有无呼吸困难。嘱其发声，判断其有无喉返神经或喉上神经损伤，若有，及时通知手术医生，协助处理。

（4）密切观察患者生命体征，警惕术后甲状腺危象的发生。如出现高热（体温＞39℃）、脉搏＞120次/分、大汗、烦躁不安、谵妄甚至昏迷等应及时通知医生进行处理。

（5）术后密切观察患者有无低血钙情况，有无口周、面部麻木感及手足抽搐症状，并及时处理。

（冯　莉）

第九章 医院感染防控相关制度

一、《医务人员手卫生规范》摘录

（一）术语和定义

（1）手卫生（hand hygiene）：为医务人员洗手、卫生手消毒和外科手消毒的总称。

（2）洗手（hand washing）：医务人员用肥皂（皂液）和流动水洗手，去除手部皮肤污垢、碎屑和部分致病菌的过程。

（3）卫生手消毒（antiseptic handrubbing）：医务人员用速干手消毒剂揉搓双手，以减少手部暂居菌的过程。

（4）外科手消毒（surgical hand antisepsis）：外科手术前医务人员用肥皂（皂液）和流动水洗手，再用手消毒剂清除或者杀灭手部暂居菌和减少常居菌的过程，使用的手消毒剂可具有持续抗菌活性。

（二）手卫生的管理与基本要求

（1）医疗机构应制定并落实手卫生管理制度，配备有效、便捷的手卫生设施。

（2）医疗机构应定期开展手卫生的全员培训，医务人员应掌握手卫生知识和正确的手卫生方法，保障洗手与手消毒的效果。

（3）医疗机构应加强对医务人员工作的指导与监督，提高医务人员手卫生的依从性。

（4）手消毒效果要求

1）卫生手消毒，检测的细菌菌落总数应 ≤ 10 CFU / mL。

2）外科手消毒，检测的细菌菌落总数应 ≤ 5 CFU / mL。

（三）洗手与卫生手消毒

1. 洗手与卫生手消毒原则

（1）当手部有血液或其他体液等肉眼可见的污染时，应用肥皂（皂液）和流动水洗手。

（2）手部没有肉眼可见污染时，宜使用速干手消毒剂消毒双手代替洗手。

2. 需洗手或使用速干手消毒剂的情况

（1）直接接触每个患者前后，从同一患者身体的污染部位移动到清洁部位时。

（2）接触患者黏膜、破损皮肤或伤口前后，接触患者的血液、体液、分泌物、排泄物、伤口敷料等之后。

（3）穿脱隔离衣前后，摘手套后。

（4）进行无菌操作，接触清洁、无菌物品之前。

（5）接触患者周围环境及物品后。

（6）处理药物或配餐前。

3. 需洗手后进行手卫生消毒的情况

（1）接触患者的血液、体液和分泌物及被传染性致病微生物污染的物品后。

（2）直接为传染病患者进行检查、治疗、护理或处理传染患者污物之后。

4. 消毒方法

（1）取适量的速干手消毒剂于掌心。

（2）严格按照医务人员洗手方法中揉搓的步骤进行揉搓。

（3）揉搓时保证手消毒剂完全覆盖手部皮肤，直至手部干燥。

（四）外科手消毒

1. 外科手消毒原则

（1）先洗手，后消毒。

（2）不同患者手术之间、手套破损或手被污染时，应重新进行外科手消毒。

2. 洗手方法与要求

（1）洗手之前应先摘除手部饰物，并修剪指甲，长度应不超过指尖。

（2）取适量的清洁剂清洗双手、前臂和上臂下 1/3，并认真揉搓。清洁双手时，应注意清洁指甲下的污垢和手部皮肤的皱褶处。

（3）流动水冲洗双手、前臂和上臂下 1/3。

（4）使用干手物品擦干双手、前臂和上臂下 1/3。

3. 外科手消毒方法

（1）冲洗手消毒方法：取适量的手消毒剂涂抹至双手的每个部位、前臂和上臂下 1/3，并认真揉搓 2~6 分钟，用流动水冲净双手、前臂和上臂下 1/3，无菌巾彻底擦干。流动水水质应达到 GB 5749 的规定，特殊情况达不到要求时，手术医师在戴手套前，需用醇类手消毒剂再消毒双手后戴手套，手消毒剂的取液量、揉搓时间及使用方法遵循产品的使用说明。

（2）免冲洗手消毒方法：取适量的免冲洗手消毒剂涂抹至双手的每个部位、前臂和上臂下 1/3，并认真揉搓直至消毒剂干燥。手消毒剂的取液量、揉搓时间及使用方法遵循产品的使用说明。

4. 注意事项

（1）不应戴假指甲，保持指甲和指甲周围组织的清洁。

（2）在整个手消毒过程中应保持双手位于胸前并高于肘部，使水由手部流向肘部。

（3）洗手与消毒可使用海绵、其他揉搓用品或双手相互揉搓。

（4）术后摘除外科手套后，应用肥皂（皂液）清洁双手。

（5）用后的清洁指甲用具，揉搓用品如海绵、手刷等，应放到指定的容器中；揉搓用品应在每人使用后消毒或者一次性使用；清洁指甲用品应每日清洁与消毒。

（刘亚楠）

二、《医疗废物管理条例》解读

（1）应当对医疗废物进行登记：国务院于 2003 年 6 月 16 日发布并实施《医疗废物管理条例》。该条例规定，医疗卫生机构和医疗废物集中处置单位，应当对医疗废物进行登记。登记内容包括医疗废物的来源、种类、重量或数量、交接时间、处置方法、最终去向及经办人签名等项目，登记资料至少保存 3 年。

医疗卫生机构和医疗废物集中处置单位，应当依照《中华人民共和国固体废物污染环境防治法》的规定，执行危险废物转移联单管理制度。

（2）医疗废物不得随意处置：医疗卫生机构和医疗废物集中处置单位，应当建立、健全医疗废物管理责任制，其法定代表人为第一责任人；应当制定与医疗废物安全处置有关的规章制度和在发生意外事故时的应急方案，设置监控部门或者专（兼）职人员；应当对本单位从事医疗废物收集、运送、贮存、处置等工作的人员和管理人员，进行相关法律和专业技术、安全防护及紧急处理等知识的培训；应当采取有效的职业防护措施，为从事医疗废物收集、运送、贮存、处置等工作的人员和管理人员，配备必要的防护用品，定期进行健康检查；必要时，对有关人员进行免疫接种，防止其健康受到损害。

（3）医疗废物禁止转让、买卖、邮寄。

（4）运送医疗废物专用车辆不得运送其他物品。

（5）贮存处置医疗废物应远离居民区、水源保护区和交通干道。

（6）医疗废物包装应有明显警示标识。

条例还规定，医疗卫生机构应当建立医疗废物的暂时贮存设施、设备，不得露天存放医疗废物；医疗废物暂时贮存的时间不得超过2天。

条例要求，医疗卫生机构应当使用防渗漏、防遗撒的专用运送工具，按照本单位确定的内部医疗废物运送时间、路线，将医疗废物收集、运送至暂时贮存地点。

同时条例还规定，医疗废物的暂时贮存设施、设备应当定期消毒和清洁，运送工具使用后应当在医疗卫生机构内指定的地点及时消毒和清洁。

（郑　冬）

三、护理人员职业防护制度

（1）护理人员在进行护理操作或进行清洁、消毒工作时，应严格执行护理操作规范和护理工作制度，加强护士专业知识的学习，提高职业安全防护意识，避免发生职业暴露。

（2）护理人员在日常工作中应采取最基本的防护措施，穿工作服和工作鞋，戴口罩、帽子，洗手。针对手术室工作，制订风险操作的具体方案及流程，落实防护措施的执行。

（3）在护理有传染性疾病的患者时，根据疾病的主要传播途径，采取相应的隔离和防护措施，必要时采取双向防护。

四、以下情况应戴手套，脱去手套后需认真洗手

（1）接触患者血液、体液、分泌物、排泄物及其他污染物品时。

（2）接触患者黏膜或非完整性皮肤时。

（3）清理有传染性疾病患者用过的物品及进行清洁消毒时。

（4）当患者血液、体液、分泌物及排泄物等可能发生喷溅时，应穿隔离衣，戴眼罩、面罩，穿鞋套等，防止污染。

（6）及时清理被污染的被服及各种污染物，防止造成二次污染及微生物传播。

（7）及时处理被污染的医疗用品和仪器设备，重复使用的医疗用品和仪器设备应进行清洁消毒。

（8）正确处理医疗垃圾，避免造成交叉感染。

（9）妊娠期及哺乳期护士，在执业过程中，应尽量避免接触有害物质，如 X 线、化疗药物等。

（10）若发生职业暴露，应立即采取紧急处理措施，并及时上报，按照医院规定进行相应的身体检查和预防治疗，分析职业暴露原因，不断完善防护措施。

（王　敏）

五、预防呼吸机相关性肺炎制度及措施

（1）严格手卫生，对患者进行吸痰操作时戴手套，严格无菌操作，吸痰前后洗手或速效消毒液手消毒。

（2）机械通气的患者，在保证患者可以耐受，且不影响医疗效果、不增加护理难度的条件下，抬高床头 30°～45° 使其保持半坐卧位可提高氧合，减少面部水肿，减少肠内营养患者出现反流和误吸。

（3）选择合适型号的气管插管，经口气管插管，管腔较大，气道阻力小，行气道吸引较容易。

（4）每 24 小时监测气囊压，如有条件可持续监测套囊压力，并使压力控制在 25 cmH$_2$O。

（5）遵照卫生行政管理部门对医疗机构的消毒管理规定和呼吸机的说明书对呼吸机整个气路系统（包括呼吸回路、传感器、内部回路及机器表面）进行清洁、消毒。

（6）呼吸机管路及螺纹管一人一用，有明显分泌物污染时应及时更换。

（7）使用开放式或密闭式吸痰装置均可，密闭式吸痰装置破损或污染时应及时更换。

（8）对医护人员加强宣教，组织学习呼吸机相关性肺炎（ventilator-associated pneumonia，VAP）的危险因素及预防措施，制成教育手册发放给医护人员，以小组的形式定期学习和考核，提高医护人员预防 VAP 措施实施的依从性。

（滕丽萍）

六、预防留置导尿管所致泌尿系统感染制度及措施

（一）置管前

（1）严格掌握留置导尿管的适应证，避免不必要的留置导尿。

（2）仔细检查无菌导尿包，有过期，外包装破损、潮湿的不得使用。

（3）根据患者年龄、性别、尿道等情况选择合适的导尿管，最大限度地降低尿道损伤和尿路感染并采用密闭式引流装置。

（二）置管时

（1）要认真洗手后戴无菌手套实施导尿术。

（2）严格遵循无菌操作技术原则，动作要轻柔，避免损伤尿道。

（3）正确铺无菌巾，避免污染尿道口，保持最大的无菌屏障。

（4）充分消毒尿道口，防止污染。使用合适的消毒棉球消毒尿道口及其周围皮肤黏膜，棉球不能重复使用。

（5）导尿管插入深度适宜，防止脱出。

（6）置管过程中，避免污染，如果尿管被污染应当重新更换尿管。

（三）置管后

（1）妥善固定尿管，避免打折、弯曲，保证集尿袋高度低于膀胱水平，避免接触地面，防止逆行感染。

（2）保持尿液引流装置密闭、通畅和完整，搬运时夹闭引流管，防止尿液逆流。清空集尿袋中尿液时，要遵循无菌操作原则。

（王宝娇）

七、常用仪器消毒管理制度

（1）仪器设备要每日常规检测后方可使用，保证各仪器设备正常运转。如检测出现故障，立即通知工程师维修，并悬挂故障标识牌。

（2）仪器使用须遵循"一人一用一消毒"的原则，避免交叉感染。

（3）仪器的显示屏须用 75% 酒精纱布或含季铵盐消毒湿巾擦拭消毒。普通患者，仪器机身及导联线可用季铵盐消毒湿巾或 500 mg / L 有效氯消毒液擦拭消毒；若为传染病患者，仪器机身及导联线须用 1000 mg / L 有效氯消毒液擦拭消毒两遍。

（4）含氯消毒湿巾擦拭完毕，须用清水纱布将仪器再次擦拭一遍，然后用干纱布将仪器擦干。

（5）仪器应定点放置在易于取放的位置，标示明显且有专人保管。

（田艳华）

八、简易呼吸囊消毒管理制度

（1）简易呼吸囊检测处于完好备用状态后方可使用。

（2）简易呼吸囊的使用遵循"一人一用一消毒"的原则。使用后及时送至供应室进行高水平消毒灭菌。

（3）消毒后的高水平消毒简易呼吸囊有效期为 3 个月，灭菌简易呼吸囊有效期为 6 个月，应在规定时间内及时将呼吸囊送至供应室进行消毒灭菌，确保呼吸囊处于完好备用状态。

（4）PACU 护理人员应检查消毒后的呼吸囊各元件是否完好，检查完毕统一放置在指定位置备用。

（许珍珍）

九、喉镜柄 / 视频喉镜消毒管理制度

（1）喉镜柄 / 视频喉镜每日常规检测后方可使用，确保能够正常使用，如检测异

常，立即通知工程师进行维修处理。

（2）喉镜柄/视频喉镜的使用须遵循"一人一用一消毒"的原则，避免交叉感染。

（3）喉镜柄/视频喉镜使用后须将电池取出，并使用含季铵盐消毒湿巾或500 mg/L含氯消毒液擦拭消毒后方可使用。如遇传染病患者或严重污染时，应送供应室进行消毒。

（4）每日由 PACU 小夜班补药护士统一检查。

（5）消毒完毕后统一放在指定的清洁位置备用。

（于晓宁）

十、喉镜片消毒管理制度

（1）一次性视频喉镜片为一次性使用，遵循"一人一用一更换"的原则，避免重复使用，使用后按医疗废物管理规范进行处理。

（2）普通喉镜片可重复消毒使用，遵循"一人一用一消毒"的原则，避免交叉感染。

（3）普通喉镜片使用后统一放置于定点位置，由专人统一回收后，送供应室消毒处置。

（4）消毒灭菌后的喉镜片定点放置在清洁的容器内备用。

（范美霞）

十一、纤维支气管镜/可视软镜消毒管理制度

（1）科室设有纤维支气管镜/可视软镜使用消毒记录。

（2）纤维支气管镜/可视软镜每日常规送消毒内镜中心消毒备用，第一天消毒未使用的纤支镜和可视软镜第二天使用前需再次消毒。

（3）消毒后的纤维支气管镜/可视软镜存放于内镜储存柜中，可用于诊疗患者，使

用前检查纤维支气管镜／可视软镜处于完好备用状态后方可使用。

（4）内镜诊疗结束，关闭电源或取下电池，盖上防水帽，进行预处理；用清洁纱布擦拭内镜插入部位，并使用 75% 酒精或洁净空气吹至干燥。

（5）将干燥后的内镜放置于未消毒的纤维支气管镜回收桶内，由专人送内镜中心统一消毒处理。

（6）也可送供应室消毒处理后备用。

（杨　靖）

第十章　麻醉恢复室常见风险评估

第一节　跌倒风险评估

一、跌倒相关定义

1. 跌倒

跌倒指住院患者在医疗机构任何场所，未预见性的倒于地面或倒于比初始位置更低的地方，可伴或不伴有外伤。所有无帮助及有帮助的跌倒均应包含在内，无论其由生理原因（如晕厥）还是环境原因（如地板较滑）造成。若患者是从一张较低的床上滚落至垫子（地面）上也应视其为跌倒。

2. 跌倒伤害

跌倒伤害指患者跌倒后造成不同程度的伤害甚至死亡。

根据美国国家护理质量指标数据库（National Database of Nursing Quality Indicators，NDNQI）对跌倒伤害做出的分级定义如下。

（1）无：没有伤害。

（2）严重度1级（轻度）：不需或只需稍微治疗与观察的伤害程度，如擦伤、挫伤、不需要缝合的皮肤小撕裂伤等。

（3）严重度2级（中度）：需要冰敷、包扎、缝合或夹板等医疗或护理处置观察的伤害程度，如扭伤、大或深的撕裂伤、皮肤撕脱或小挫伤等。

（4）严重度3级（重度）：需要医疗处置及会诊的伤害程度，如骨折、意识丧失、精神或身体状态改变等。

（5）死亡：患者因跌倒产生的持续性损伤而最终致死。

二、评估工具及风险分级

1. Morse 跌倒风险评估量表

青少年、成年人使用《Morse 跌倒风险评估量表》进行评估（表 10-1），总分 ≤ 24 分为无风险，25~44 分为低风险，≥ 45 分为高风险。

表 10-1　Morse 跌倒风险评估量表

	评分标准	分值
近 3 个月有无跌倒	无	0
	有	25
多于一个疾病诊断	无	0
	有	15
使用行走辅助用具	不需要、卧床休息、护士辅助	0
	拐杖、助行器、手杖	15
	依扶家具行走	30
静脉输液	否	0
	是	20
步态	正常、卧床不能移动	0
	虚弱无力	10
	功能障碍	20
认知状态	量力而行	0
	高估自己能力、忘记自己受限制	15
自动列为高风险患者	否	0
	是	45

注：中深度镇静及手术后（局麻除外）的麻醉过程及复苏后 6 小时、产妇产后 24 小时内、步态不稳、肢体无力、晚期妊娠、重度贫血、视物不清、意识障碍、头晕、眩晕、精神状态差为自动列入高风险患者。

评估表使用说明如下。

（1）近 3 个月有无跌倒：患者在本次住院期间或近 3 个月出现过跌倒事件，评 25 分，如果没有，评 0 分。若因撞击等外部力量导致的跌倒不属于跌倒史。

（2）多于一个疾病诊断：患者病案中有两项或更多医学诊断（两个及以上不同系统的疾病诊断）评 15 分，只有一项评 0 分。

（3）使用行走辅助用具：患者行走时不需要使用任何辅助设备（由护士 / 陪护协助行走不视为使用辅助设备），或患者活动时都使用轮椅，或完全卧床不起，评 0 分；患者行走时使用拐杖、助行器、手杖，评15分；患者在行走时依扶家具，评30分。

（4）静脉输液：患者使用任何静脉治疗设备或者留置静脉通路（留置针、外周中心静脉导管、中心静脉导管、输液港等）评20分，如无评0分。

（5）步态：正常、卧床不能移动评0分；虚弱无力，患者年龄≥65岁，乏力、弓背、步幅短，可能出现步态凌乱评10分；功能障碍，患者可能出现站立困难，平衡差，无法独立行走评20分。

（6）精神状态：患者表现为意识障碍、躁动不安、沟通障碍、睡眠障碍或是非常自信，高估了自己的能力，忘记了自己的局限性，评15分；患者能对自己的行走能力进行正确评估就是"正常"，评0分。

（7）评分和风险级别：对各变量评分，计算总分，并记入患者病案。然后确定患者的风险级别和建议的干预措施（如不需干预、标准预防措施、高风险预防措施）。

2. Humpty Dumpty 儿童跌倒风险评估量表

儿童（≤14岁）使用《Humpty Dumpty 儿童跌倒风险评估量表》进行评估（表10-2），评分7~11分为低风险，≥12分为高风险。

表 10-2　Humpty Dumpty 跌倒风险评估量表

	年龄	分值
年龄	＞6个月，＜3岁	4
	≥3岁，＜7岁	3
	≥7岁，＜13岁	2
	≤6个月或≥13岁	1
性别	男	2
	女	1
诊断	神经系统诊断	4
	氧合功能改变	3
	心理/行为疾病	2
	其他诊断	1
环境	有跌倒史	4
	＜3岁，有辅助装置	3
	≥3岁，卧床	2
	门诊患儿	1
手术麻醉	在24小时内	3
	在48小时内	2
	＞48小时或没有	1

表 10-2（续）

	年龄	分值
药物	使用备注内 2 个或更多药物	3
	使用备注内所列药物的一种	2
	其他药物或没有	1
认知	认知受损，完全无防跌倒意识	3
	认知受损，但有防跌倒意识	2
	认知能力正常	1

注：药物：镇静剂、安眠药、巴比妥酸盐、吩噻嗪类、抗抑郁剂、泻药 / 利尿剂、毒品。

评估表使用说明如下。

（1）年龄：6 个月，＜ 3 岁（不满 3 周岁）评 4 分；3 岁以上（不满 7 周岁）评 3 分；7 岁以上（不满 13 周岁）评 2 分；≤ 6 月或 ≥ 13 岁，评 1 分。

（2）性别：男性评 2 分，女性评 1 分。

（3）诊断：①神经系统诊断包括惊厥、癫痫、病毒性脑炎、化脓性脑炎、脑性瘫痪、急性感染性多发性神经根炎等；②氧合功能改变指有肺炎、支气管炎、喘憋、脱水、贫血、厌食、晕厥、头晕等；③心理 / 行为障碍指儿童多动症、学校技能发育障碍（阅读障碍、运动技能发育障碍、计算技能发育障碍）、儿童孤独症、学校恐惧症、神经性厌食与贪食、抽动障碍等。

（4）环境：患儿既往 / 本次住院出现过跌倒事件，评 4 分；＜ 3 岁，有辅助装置如睡在有护栏的婴儿床内评 3 分；≥ 3 岁，卧床，评 2 分；门诊患儿评 1 分。

（5）手术麻醉 / 镇静剂反应：在 24 小时内评 3 分；在 48 小时内评 2 分；超过 48 小时或没有，指超过 48 小时或手术后无任何麻醉反应评 1 分。

（6）药物：应用水合氯醛、苯巴比妥、降压药、利尿剂、泻药（如开塞露、灌肠等），其中的两种以上药物评 3 分；使用上述一种药物评 2 分；应用其他药物或没有使用上述药物评 1 分。

（7）认知：认知受损，完全无防跌倒意识评 3 分；认知受损，但有防跌倒意识评 2 分；认知能力正常评 1 分。

三、评估时机

1. 首次评估

患者入院后 2 小时内完成评估，如遇急症手术等特殊情况，术后及时完成评估。

2. 再次评估

评估为高风险患者需每日白班进行再评估；无风险、低风险成年患者每周进行一次再评估。有以下情况者需要再次评估。

（1）病情变化，如手术前后，疼痛、意识、活动、自我照护能力等改变时。

（2）使用影响意识、活动，易导致跌倒的药物，如抗胆碱药、降压药、镇静催眠药、抗癫痫药、缓泻药、利尿脱水药、降糖药、抗过敏反应药、阿片类止痛药、抗抑郁药、抗精神病药、眼药水时。

（3）转病区后。

（4）发生跌倒事件后。

（5）特殊检查治疗后。

（6）自动列为高风险患者 / 患儿解除后。

四、预防护理措施

1. 警示标识

评估为高风险的患者应在床边或其他醒目位置放置防跌倒警示标识。

2. 环境

光线充足，提供足够的照明，夜晚开地灯；走廊及卫生间安装扶手；及时清除病房、床旁、通道及卫生间障碍，保持通道畅通；如遇雨雪天气地面湿滑，各出入口放置防滑垫，保洁人员及时清扫地面水渍；保持病区地面清洁干燥，告知卫生间防滑措施（淋浴时有人陪伴），鼓励使用卫生间扶手。

3. 设施

病床高度合适，患儿应使用床栏，将日常物品放于患者 / 患儿易取处；教会患者、患儿及家属使用床头灯及呼叫器，放于可及处，及时回应患者的呼叫；所有带轮子的床、轮椅、平车都要有锁定装置，使用前应检查锁定装置功能是否正常，患者坐轮椅时要使用安全带；转运时必须拉起床栏或平车护栏，系好安全带。

4. 患者及家属教育

门诊区域、病区走廊、卫生间贴预防跌倒标识及温馨提示；专人（家长或监护人）陪住，活动时有人陪伴，指导患者渐进坐起、渐进下床、上下轮椅的方法；穿舒适的防滑鞋及衣裤，为患者提供步态技巧指导；教育患者需要任何协助时，主动寻求工作人员的帮助，如厕时有紧急情况，按厕所内的紧急呼叫按钮呼叫工作人员；教育患者行走时出现头晕、双眼发黑、下肢无力、步态不稳等情况时，立即原地坐（蹲）下或靠墙，呼叫工作人员帮助；教育家属看护儿童，勿在通道上跑动或在候诊椅上过度玩耍；教育家属扶好孕妇、老人，注意周围环境及走动的人群，避免碰撞跌倒。

5. 高风险患者预防性干预措施

加强对患者/患儿夜间巡视；通知医生患者/患儿的高危情况并进行有针对性的治疗；将两侧床栏全部抬起，在患者/患儿下床活动时家长或监护人照护，需要协助时要呼叫求助；如患者神志障碍，必要时限制患者活动，适当约束，家属参与照护；加强营养，定期协助患者排尿、排便；如家长或监护人要离开，要求家长必须通知护士，在家长及监护人外出期间由护士负责照护。

（刘迎超　王苗真）

第二节　住院患者压疮评估

一、定义及相关概念

（一）压疮

美国国家压疮咨询委员会（National Pressure Ulcer Advisory Panel，NPUAP）和欧洲压疮咨询委员会（European Pressure Ulcer Advisory Panel，EPUAP）联合定义压疮为：皮肤和皮下组织的局限性损伤，通常发生在骨隆突处，一般由压力或压力联合剪切力引起。

（二）压疮分期

根据 NPUAP/EPUAP 压疮分类系统（2014 版），压疮分期如下。

1.1 期：指压不变白红斑，皮肤完整

指皮肤完整的局限性指压不变白红色区域，常位于骨性突起之上，黑色素沉积区域可能见不到发白现象；其颜色可与周围皮肤不同。与邻近组织相比，这一区域可能会疼痛、硬实、柔软、发凉或发热。肤色较深的人可能难以看出 1 期压疮迹象。1 期压疮可表明某些人有"风险"（预示有发病的风险）（图 10-1）。

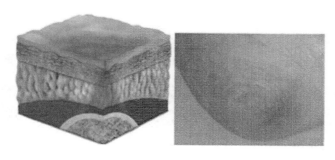

图 10-1　1 期压疮

2.2 期：部分皮层缺失

表现为浅表的开放型溃疡，创面呈粉红色，无腐肉，也可表现为完好的或开放 / 破损的血清样水疱。外观呈肿亮或干燥的浅表溃疡，无腐肉及瘀伤（瘀伤表明疑似有深部组织损伤）。医用胶布所致损伤，会阴部皮炎，浸渍糜烂或表皮脱落不应使用 2 期来描述皮肤撕裂（图 10-2）。

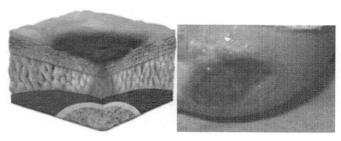

图 10-2　2 期压疮

3.3 期：全层皮肤缺失

表现为可见皮下脂肪，但骨、肌腱、肌肉并未外露，可有腐肉存在，但并未掩盖组织损失的深度，可出现窦道和潜行。3 期压疮的深度依解剖学位置而变化。鼻梁、耳朵、枕骨部和踝骨部没有皮下组织，这些部位发生 3 期压疮可呈浅表状。相反，脂肪过多的区域可以发展成非常深的 3 期压疮，骨骼和肌腱不可见或无法直接触及（图 10-3）。

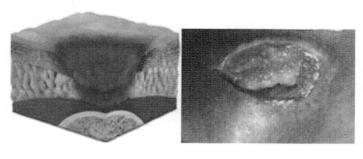

图 10-3　3 期压疮

4.4 期：全层皮肤和组织缺失

指全层组织损伤，并带有骨骼、肌腱或肌肉的裸露。在创面某些区域可有腐肉和痂疮，通常会有窦道和潜行。4 期压疮的深度依解剖学位置而变化，鼻梁、耳朵、枕骨部和踝骨部没有皮下组织，这些部位发生的压疮可为浅表型。4 期压疮可扩展至肌肉和（或）支撑结构（如筋膜、肌腱或关节囊），有可能引发骨髓炎。裸露的骨骼/肌腱可见或可直接触及（图 10-4）。

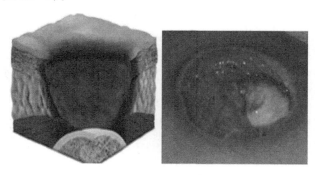

图 10-4 4 期压疮

5.不可分期的压疮：深度不明

指全层组织损伤，创面内溃疡，基底部覆盖有腐肉（呈黄色、浅棕色、灰色、绿色或者是棕色腐肉）和（或）焦痂（呈浅棕色、棕色或黑色）。除非去除足够多的腐肉和（或）结痂来暴露伤口基底部，否则无法判断实际深度，也无法分类/分期。足跟处的稳定型焦痂（干燥、固着、完整而无红斑）可起到"身体天然（生物学）屏障"的作用，不建议去除（图 10-5）。

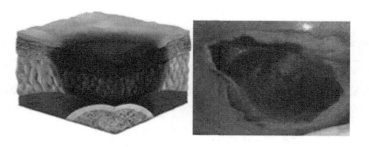

图 10-5 不可分期压疮

6.深部组织损伤：皮肤呈持续的非苍白性深红色、栗色或紫色

指深度不明的紫色或栗色局部褪色的完整皮肤或充血的水泡，是由皮下组织受压力和（或）剪力所致损伤而造成。某区域发生压疮之前，可表现为与周围组织相比有痛感、硬实、潮湿，有渗出、发热或发凉，在深肤色的患者身上，很难辨识出深层组织

损伤。 进一步发展可能会在深色创面上出现扁薄的水泡，该创面可进一步演变，可覆有一薄层焦痂（图10-6）。

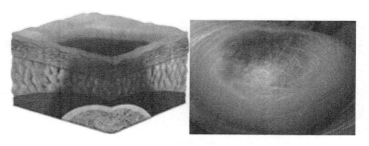

图 10-6　深部组织损伤

二、压疮风险评估工具及风险分级

（一）Braden 压疮风险评估量表

老年人、内外科成年患者使用《Braden 压疮风险评估量表》（表 10-3），得分范围为 6~23 分，得分越高，说明发生压疮的危险越低。15~18 分为低危；13~14 分为中危；10~12 分为高危；≤ 9 分为极高危，其中强迫体位患者自动列入高风险患者。

表 10-3　Braden 压疮风险评估量表

项目		分值
感知	完全受限	1
	大部分受限	2
	轻度受限	3
	未受损害	4
潮湿	持久潮湿	1
	经常潮湿	2
	偶尔潮湿	3
	很少潮湿	4
活动能力	卧床不起	1
	局限于轮椅	2
	偶尔步行	3
	经常步行	4
移动能力	完全受限	1
	严重受限	2
	轻度受限	3
	不受限	4

表 10-3（续）

项目		分值
营养	重度营养摄入不足	1
	营养摄入不足	2
	营养摄入适当	3
	营养摄入良好	4
摩擦力和剪切力	有此问题	1
	有潜在问题	2
	无明显问题	3

评估表使用说明如下。

1. 感知

因意识减退或使用镇静剂对疼痛刺激无反应（没有呻吟、退缩或握手动作），或几乎全身体表无法感觉疼痛，评 1 分；非常受限，仅对疼痛刺激有反应，除了呻吟或躁动，不能表达不适的感觉或有知觉障碍，超过一半体表感觉疼痛或不适的能力受限，评 2 分；轻度受限，对口头指令有反应，但常常不能表达不适或翻身的需要，或有知觉障碍，身体有 1~2 个肢体感觉疼痛或不适或能力受限，评 3 分；未受损害，对口头指令有反应，感知觉系统完好，能够准确表达疼痛或不适，评 4 分。

2. 潮湿

持续潮湿，由于汗液、尿液等原因，皮肤总体呈潮湿状。每当患者更换体位或翻身时均有观察到潮湿，评 1 分；非常潮湿，皮肤经常但不总是潮湿，床单至少每班更换一次，评 2 分；偶尔潮湿，皮肤偶尔潮湿，床单只需每天额外更换一次，评 3 分；很少潮湿，皮肤经常保持干燥，只需常规更换床单，评 4 分。

3. 活动能力

卧床不起，限于床上，评 1 分；局限于椅，行走严重受限或无法站立，不能承受自身的重量，必须在协助下才能坐入椅子或轮椅内，评 2 分；偶尔步行，白天偶尔可步行短距离，有时需要协助，移动至床上和椅子上时需花费大量时间，评 3 分；经常步行，每天至少在房间外活动两次，日间每两小时在房间至少活动一次，评 4 分。

4. 移动能力

完全不能，在没有协助下，身体或四肢不能作任何甚至微小的位置改变，评 1 分；严重受限，偶尔做微小的身体或肢体位置的改变，但不能经常或独立做明显的移动，评 2 分；轻度受限，能经常独立地做微小的四肢或身体移动，评 3 分；未受限，不需要协助即可进行大范围的、频繁的体位改变，评 4 分。

5. 营养

营养非常差，从未吃完一份饭，很少能进食超过 1 / 3 份饭，每天进食两次或少量蛋白质（肉类或乳制品），喝水很少，未进液态的辅食或进食，和（或）只能喝水，或静脉补液 5 天以上，评 1 分；营养可能不足，很少吃完一份饭，通常只吃 1 / 2 食物，每天的蛋白摄入仅有三次供应的肉或乳制品，偶尔能进食辅食，或摄入的流质或鼻饲，饮食低于最佳需要量，评 2 分；营养适当，大部分时间能进食半份以上的食物，每天可吃完四次供应的蛋白质（肉、乳制品），偶有一餐不吃，如果提供辅食通常会吃，或以鼻饲或全胃肠外营养而维持营养需求，评 3 分；营养良好，能进食几乎整份饭菜，从来不拒绝食物，通常吃完四次或更多提供的肉和乳制品，偶尔在正餐之间加餐，不需要辅食，评 4 分。

6. 摩擦力和剪切力

有问题，需要中等到最大的协助来移动身体，坐在床上或椅子上经常会有下滑的现象，需要大力协助将患者拉起，身体僵直、挛缩或焦躁不安常导致摩擦力的产生，评 1 分。有潜在问题，自由地移动或需很少的帮助。在移动时，皮肤可能与床单 / 座椅 / 约束带或其他器械摩擦；相对来说，大部分时间能在椅子上或床上保持良好的体位，偶尔会滑下来，评 2 分。无明显问题，可独立在床上或椅子上移动，移动时有足够的肌力可将身体抬高，坐在椅子或床上随时都可以维持身体良好的体位，评 3 分。

（二）Braden-Q 儿童压疮风险评估量表

儿童患者使用《Braden-Q 儿童压疮风险评估量》（表 10-4），得分越高，说明发生压疮风险越低，16~23 分为低危；13~15 分为中危；10~12 分为高危；≤ 9 分为极高危。

表 10-4　Braden-Q 儿童压疮风险评估量表

项目		分值
感知	完全受限	1
	大部分受限	2
	轻度受限	3
	没有改变	4
潮湿	持久潮湿	1
	经常潮湿	2
	偶尔潮湿	3
	无明显问题	4

表 10-4（续）

项目		分值
活动力	卧床不起	1
	局限于轮椅	2
	偶尔行走	3
	经常行走或无行走能力的婴儿	4
移动力	完全受限	1
	严重受限	2
	轻度受限	3
	没有改变	4
营养	重度摄入不足	1
	摄入不足	2
	摄入适当	3
	摄入良好	4
摩擦力和剪切力	有重要问题	1
	有此问题	2
	有潜在问题	3
	无明显问题	4
组织灌注与氧合	极度缺乏	1
	缺乏	2
	充足	3
	非常好	4

评估表使用说明如下。

1. 感知

由于意识水平下降或使用镇定药物接受而对疼痛刺激无法做出反应（如呻吟、退缩或抓握等）或体表绝大部分无法感知疼痛刺激，评 1 分；只能以呻吟或躁动不安表示受到了疼痛刺激或全身有 1/2 以上的体表无法感知到不适或疼痛刺激，评 2 分；对言语指令有反应，但无法总是能表达其不适或需由他人协助翻身；有 1~2 个肢体无法感知到不适或疼痛刺激，评 3 分；对言语指令有反应，对不适与疼痛刺激的感知能力无缺失，评 4 分。

2. 潮湿

皮肤几乎一直受到尿液、汗液或引流液的影响而处于潮湿状态，每次移动或更换纸尿裤时都发现皮肤是潮湿状态，评 1 分；皮肤经常是潮湿的，大约每 1 小时需要更换一次纸尿裤，评 2 分；皮肤偶尔潮湿，大约每 2 小时需要更换纸尿裤一次，评 3 分；皮肤通常是干燥的，依常规 3 小时更换纸尿裤即可，评 4 分。

3. 活动力

活动范围限制在床上，评1分；无行走能力或行走能力严重受限，无法承受自己的体重，或需协助才能坐进椅子或轮椅，评2分；每天的大多数时间是在床上或椅上，但在白天偶尔可在协助下或不需要协助自动行走，评3分；每天至少走出病室两次，醒着时至少每2小时会在病房内走动（或因年幼不能行走），评4分。

4. 移动力

无法自主进行即便是轻微的身体姿势或肢体位置的变换，评1分；偶尔能轻微的调整身体姿势或肢体位置，但不能自主进行翻身，评2分；能经常自主进行轻微的身体姿势或肢体位置的变换，评3分；能经常自主进行大幅度的体位改变，评4分。

5. 营养

禁食和（或）进清流质或静脉输液超过5天，或者白蛋白低于25 mg/L，或者从未吃完完整的一餐，很少吃完所给食物的1/2，蛋白质摄入仅仅是每日两餐中的肉或奶制品，液体摄入量很少，没有进行每日三餐外的补充，评1分；未能提供其年龄所需的热量和矿物质的流质或管饲/胃肠外营养，或者白蛋白低于30 g/L，很少吃完一餐，通常每餐只能吃完1/2的食物，蛋白质摄入仅仅是每日三餐中的肉或奶制品，偶尔进行每日三餐外的补充，评2分；能提供其年龄所需的热量和矿物质的管饲/胃肠外营养，大多数食物能吃完每餐的一半以上，每日吃四餐含肉或奶制品的食物，偶尔会拒餐一次，但通常会接受补充食物，评3分；处于能提供其年龄所需热量的正常的进食方式，能吃完每餐食物，从不拒吃任一餐，通常每日吃四餐或更多次含肉或奶制品的食物，偶尔在两餐之间吃点食物，不需要额外补充营养，评4分。

6. 摩擦力和剪切力

处于强直痉挛或瘙痒、躁动不安状态，使其皮肤几乎持续受到刺激和摩擦，评1分；需中度以上的协助才能移动身体，无法自主完全抬起身体并且在床单上不滑动，卧床或在轮椅上常会向下滑动，需极大协助才会回复原来的姿势，评2分；移动时乏力，或需些许协助，在移动过程中皮肤可能在床单、椅子、约束带或其他设施上出现一定的滑动，大多数时候能在床或者椅子上维持相当好的姿势，但偶尔会下滑，评3分；能凭自己的能力在床上或椅上移动，在移动时可将自己完全抬起，总是能在床上或椅上维持良好的姿势，评4分。

7. 组织灌注及氧合情况

低血压（收缩压 < 80 mmHg）或 SpO_2 < 85% 或血红蛋白 < 90 g/L，或毛细血管再充盈时间超过3秒，血浆 pH < 7.30，评1分；血压正常，SpO_2 < 95%，或血红蛋白 < 100 g/L，或毛细血管再充盈时间超过2秒，血浆 pH < 7.40，评2分；血压正常，SpO_2 < 95%，或血红

蛋白＜ 100 g/L，或毛细血管再充盈时间超过 2 秒，血浆 pH 正常，评 3 分；血压正常，SpO_2 ＞ 95%，血红蛋白量正常，毛细血管再充盈时间不超过 2 秒，评 4 分。

三、评估时机

1. 首次评估
患者入院后 2 小时内完成评估，如遇急症手术等特殊情况，术后及时完成评估。

2. 再次评估
评估极高危者每 48 小时评估 1 次，高危及中危者每周评估 2 次，低危者每周评估 1 次，患者发生病情变化时应随时评估。

四、预防护理措施

（一）警示标识
评估存在危险的患者应在床边或其他醒目位置放置防压疮警示标识。

（二）皮肤护理
给予有效的皮肤保护可以减少压疮的发生率。免除不良刺激：勤清洗、勤更换，禁用碱性护肤品，维持皮肤弱酸性同时保持皮肤适度湿润可以保护皮肤；在受压部位使用薄膜敷料、水胶体敷料、泡沫敷料等敷料，可以减小卧床患者皮肤承受的剪切力，对于压疮高危患者及高发部位（枕部、颧骨、肩胛、肘部、骶尾部、髋骨、膝盖、内外踝、足跟等），应考虑使用多层硅胶敷料来强化压疮的预防。

（三）体位安置与变换
合理安置压疮高危患者体位，并协助患者定时改变体位是预防压疮的必要措施。

（1）体位变换的频率应该根据患者的病情、皮肤耐受程度、移动能力和所使用的支撑面的材质而决定。

（2）侧卧位时尽量选择 30° 侧卧位（右侧、仰卧、左侧交替进行），除非病情需要，应避免长时间 90° 侧卧位。

（3）充分抬高足跟，可在小腿下垫一个软枕，操作中要沿小腿分散整个腿部的重量，不可将压力作用在跟腱上。

（4）除非病情需要，应避免长时间摇高床头超过 30° 体位、半坐卧位。因病情需要必须摇高床头超过30°体位、半卧位时，先摇高床尾至一定高度，再摇高床头，避免在骶尾部形成较大的剪切力。没有条件摇高床尾时，可在臀部下方垫一支撑物，如软枕等。

（5）限制患者坐在没有支撑面的椅子上的时间，每次最长不超过2小时；当患者骶尾部或坐骨已经发生压疮时，限制每天坐位少于3次，每次少于1小时。

（四）支撑面

通过增大与人体的接触面或改变支撑面与身体的接触位置及持续时间，而降低皮肤接触面的压力，可以有效降低压疮发生率。

（1）使用支撑面仍需定时进行体位变换，并进行压疮预防有效性的持续评估，如使用持续低压床垫的评估方法：可将手掌放于支撑面与患者最低位骨隆突处的接触面之间，观察患者身体将床垫压低了多少；当患者处于坐位或平卧位时，骨隆突处最低位与床垫下平面之间的距离至少达5 cm。

（2）在椅子上或轮椅上使用减压坐垫。

（五）营养支持

营养不良既是导致压疮发生的因素之一，也是直接影响创面愈合的因素之一；对于压疮高危人群进行营养筛查并积极采取干预是预防压疮发生的重要环节；对于因急慢性疾病，或接受外科治疗而导致有营养风险或压疮风险的患者，在正常膳食之外，还要提供高蛋白混合口服营养补充制剂。

（刘晓英　方萌萌）

第三节　非计划性拔管风险评估

一、定义及相关概念

（一）非计划性拔管

非计划性拔管（unplanned extubation，UEX），又称意外拔管（accidental extubation，AE），指任何意外发生的或被患者有意造成的拔管，其实质是指医护人员非计划范畴内的拔管，通常包含以下情况：未经医护人员同意患者自行拔除的导管；各种原因导致的非计划性拔管；因导管质量问题及导管堵塞等情况需要提前的拔管。

（二）导管分类

依据拔管对患者病情或预后影响程度可将导管分为高危导管和非高危导管。

1. 高危导管

UEX 发生后导致生命危险或病情加重的导管，如气管导管、胸引管、T 型管、脑室引流管和动静脉插管。另外各专科由于疾病和手术的特殊性，可根据其特点列出专科高危导管，如胃和食道术后的胃管及鼻肠管、前列腺及尿道术后的尿管等。

2. 非高危导管

UEX 发生后不会导致生命危险或对病情影响不大的导管，如普通导尿管、普通氧气管、普通胃管等。

二、评估工具及风险分级

常用的评估工具为《患者导管风险评估量表》（表 10-5），风险分级见表 10-6。

表 10-5　患者导管风险评估量表

项目			分值
年龄	15~59		1
	60~69 或 8~14		2
	≥ 70 或 ≤ 7		3
意识	清醒或昏迷		1
	嗜睡或模糊		2
	谵妄或躁动		3
活动	不能自主活动		1
	可自主活动		2
	术后 3 天内或行动不稳		3
沟通	配合		1
	不配合		3
疼痛	可耐受		1
	难以耐受		3
通用管道	气管插管或气管导管	有	3
		无	0

表 10-5（续）

项目			分值
	脑室引流管	有	3
		无	0
	胸腔引流管	有	3
		无	0
	跨越吻合口管道	有	3
		无	0
	胃肠营养管	有	2
		无	0
	中心静脉导管	有	2
		无	0
	PICC 管	有	2
		无	0
	胃肠减压管	有	1
		无	0
	尿管	有	1
		无	0
专科管道	腹腔引流管	有	3
		无	0
	T 型管	有	3
		无	0
	术区引流管	有	3
		无	0

表 10-6　非计划性拔管风险级别

风险级别	量表得分	风险判断
轻度危险	≤ 10	有发生导管滑脱的可能
中度危险	11~14	容易发生导管滑脱
高度危险	≥ 15	随时会发生导管滑脱

三、评估时机

1. 首次评估

患者入院后 2 小时内完成评估，如遇急症手术等特殊情况，术后及时完成评估。

2. 再次评估

（1）低风险患者，每周至少评估 1 次；存在中风险患者，每周至少评估 2 次；存在高风险患者，每 24 小时评估 1 次。有病情变化时需要再次评估，如置管后、手术后、拔管后等。

（2）转病区后。

四、记录

每次评估后要在评估栏内记录评估分数，填写日期、时间并签名。

五、预防护理措施

（一）警示标识

评估为高风险的患者应在床边或其他醒目位置放置预防非计划性拔管警示标识。

（二）有效固定

各种导管均应妥善固定，连接处连接紧密，选择合适的导管固定材料和方法。导管固定原则为固定有效，保证引流通畅；导管固定用敷料具有皮肤友好性，即无浸渍、低敏、低残胶、高通透性；避免出现器械相关性压疮；操作便利；患者舒适。导管固定材料更换原则：当固定材料出现污染、潮湿、黏性下降、卷边甚至脱落等不能有效固定管道时，应及时更换。

（三）导管标识

使用导管护理标识是一种行之有效的护理安全管理措施，从而起到提醒和警示作用，形成安全有效的预警机制。建议高危导管采用红色标识，非高危导管采用黄色标识。标识放置及填写：患者置管后，应在第一时间由责任护士选择正确的管道标识贴，并在标识贴上填写管道名称、日期，常规贴于距离各管道末端 5~10 cm 处，如标识出现污染或破损，应及时更换。

（四）常规护理措施

做好留置导管患者"七巡视"（包括依从性、固定、通畅、引流液、敷料、标识、压力）：关注患者对留置导管的耐受性及依从性；每班观察导管位置、深度及固定情况；保持导管的通畅，避免扭曲、打折或堵塞；定时观察留置导管引流液的量、色、性质，并准确记录；密切观察导管周围皮肤、敷料有无渗血渗液的情况；查看导管标识是否规范；查看引流装置的压力是否正常，如常压或负压等。

（五）高风险患者护理措施

在常规护理基础上，在床边或其他醒目位置放置预防非计划性拔管警示标识；床头进行交接班；每小时巡视一次。

（六）健康教育

告知清醒患者或家属留置导管的目的和重要性，保护导管、防止意外脱出的方法及注意事项，达到患者及家属知晓相关内容并配合。

（七）合理用药、有效约束

对于意识障碍、烦躁不安、术后麻醉未清醒、语言表达不清的高龄患者或对导管极不耐受患者，必要时给予风险评估与护理指导意见有效约束，实行有效保护性约束后，注意观察约束部位皮肤情况。遵医嘱正确合理应用镇静剂，并关注镇静剂评估指数，选择合适镇静方案，达到理想的镇静水平。

（黄文静　荆天玉）

第四节　PACU 常用评估表

一、Steward 苏醒评分

Steward 苏醒评分通常适用于全麻后评估患者苏醒程度，Steward 苏醒评分在 4 分以上，方可出 PACU（表 10-7）。

表 10-7　Steward 苏醒评分

项目	评分标准	分值
肢体活动	肢体能做有意识的活动	2
	肢体无意识的活动	1
	肢体无活动	0
呼吸	可按医师吩咐咳嗽	2
	不用支持可以维持呼吸道通畅	1
	呼吸道需要予以支持	0

表 10-7（续）

项目	评分标准	分值
清醒程度	完全苏醒	2
	对刺激有反应	1
	对刺激无反应	0

二、ASA 评分

美国麻醉医师协会（American Society of Anesthesiologists，ASA）根据患者体质状况和对手术危险性进行分类，于麻醉前将患者分为 5 级（表 10-8）。

表 10-8　ASA 评分

危险级别	分级标准
Ⅰ级	正常健康。除局部病变外，无系统性疾病
Ⅱ级	有轻度或中度系统性疾病
Ⅲ级	有严重系统性疾病，日常活动受限，但未丧失工作能力
Ⅳ级	有严重系统性疾病，已丧失工作能力，威胁生命安全
Ⅴ级	病情危重，生命难以维持的濒死患者

注：如系急诊手术，在评定上述某级前标注"急"或"E"。

Ⅰ、Ⅱ级患者，麻醉和手术耐受力良好，麻醉经过平稳；Ⅲ级患者麻醉中有一定危险，麻醉前准备要充分，对麻醉期间可能发生的并发症要采取有效措施，积极预防；Ⅳ级患者麻醉危险性极大；Ⅴ级患者病情极危重，麻醉耐受力极差，随时有死亡的危险，麻醉和手术异常危险，麻醉前准备更为重要，做到充分、细致和周到。

三、BCS 舒适评分

BCS（Bruggrmann comfort scale）舒适评分见表 10-9。

表 10-9　BCS 舒适评分

评分标准	分值
持续疼痛	0
安静时无痛，深呼吸或咳嗽时疼痛严重	1
平卧安静时无痛，深呼吸或咳嗽时轻微疼痛	2
深呼吸时亦无痛	3
咳嗽时亦无痛	4

四、寒战评分

寒战评分标准见表 10-10。

表 10-10　寒战评分

评分标准	分值
无寒战	0
面部或者颈部肌束寒战或心电图有细条波纹	1
超过一个肌群有可见的寒战	2
多个肌群乃至全身肌肉可见的寒战	3

、Ramsay 镇静评分

Ramsay 镇静评分见表 10-11。

表 10-11　Ramsay 镇静评分

评分标准	分值
躁不安	1
安静合作	2
对指令反应敏捷	3
状态，但可迅速唤醒	4
呼叫反应迟钝	5
对呼叫无反应	6

，5~6 分为镇静过度。

躁动评分

分（Ricker Sedation-Agitation Scale，SAS）见表 10-12。

表 10-12　Ricker 镇静 – 躁动评分

定义	分值
图拔出各种导管，攻击医护人员，在床上辗转反侧	7
语言劝阻，咬气管导管	6
经言语提示劝阻可安静	5
指令	4
动可唤醒并能服从简单指令，但又迅速入睡	3

进行身体

表 10-12（续）

描述	定义	分值
非常镇静	对躯体刺激有反应，不能交流及服从指令，有自主运动	2
不能唤醒	对恶性刺激无或仅有轻微反应，不能交流及服从指令	1

注：恶性刺激指吸痰或用力按压眼眶、胸骨或加床 5 秒。

七、Richmond 镇静躁动评分

Richmond 镇静躁动评分（Richmond agitation and sedation sale，RASS）见表 10-13。

表 10-13　Richmond 镇静躁动评分

名称	描述	得分
有攻击性	有暴力行为	+4
非常躁动	试着拔出呼吸管、胃管或静脉输液通道	+3
躁动焦虑	身体激烈移动，无法配合呼吸机	+2
不安焦虑	焦虑紧张但身体只有轻微的移动	+1
清醒平静	清醒自然状态	0
昏昏欲睡	没有完全清醒，但可保持清醒超过 10 秒	−1
轻度镇静	无法维持清醒超过 10 秒	−2
中度镇静	对声音有反应	−3
重度镇静	对身体刺激有反应	−4
昏迷	对声音及身体刺激均无反应	−5

RASS 评估步骤如下。

（1）观察患者：患者清醒，烦躁不安，或躁动不安评为 0~4 分。

（2）假若患者没有清醒，呼叫患者名字，让患者睁开眼睛并看着讲话者。

1）患者醒来，保持睁眼和眼睛接触评为 −1 分。

2）患者醒来，有睁眼和眼睛接触，但不能维持评为 −2 分。

3）患者在声音刺激后有动静，但没有眼睛接触评为 −3 分。

（3）如果患者对声音刺激无反应，采用推摇患者的肩膀和（或）按摩胸骨刺激。

1）患者在身体刺激后出现任何动静评为 −4 分。

2）患者对任何刺激都没有反应评为 −5 分。

八、内脏牵拉痛效果评定

内脏牵拉痛效果评定标准见表10-14。

表 10-14　内脏牵拉痛效果评定

分级	分级标准
0	患者安静，无痛及无不适感，无恶心及呕吐
1	轻度不适，恶心，无牵拉痛、呕吐
2	恶心，轻度牵拉痛，无呕吐
3	牵拉痛明显，有恶心、呕吐、鼓肠

九、焦虑视觉模拟评分

焦虑视觉模拟评分（anxiety visual analog test，AVAT）指在一根长 100 mm 的直线上，0 代表完全无焦虑，100 代表最剧烈的焦虑，由患者根据其自觉焦虑程度在直线上做标记，记录长度（mm）。

（李少玲　张　惠）

参考文献

[1] 刘保江，晁储璋.麻醉护理学 [M].北京：人民卫生出版社，2013.

[2] 朱红，于文刚，逄春霞，等.麻醉恢复室护理手册 [M].吉林：吉林科学技术出版社，2015.

[3] 王世端，李瑜，王士雷，等.实用临床疼痛诊疗学 [M].青岛：中国海洋大学出版社，2009.

[4] 邓小明，姚尚龙，于布为，等.现代麻醉学 [M].4 版.北京：人民卫生出版社，2014.

[5] 中华医学会麻醉学分会.成年人手术后疼痛处理专家共识 [J].临床麻醉学杂志，2010，26（3）：190-196.

四、寒战评分

寒战评分标准见表 10-10。

表 10-10　寒战评分

评分标准	分值
无寒战	0
面部或者颈部肌束寒战或心电图有细条波纹	1
超过一个肌群有可见的寒战	2
多个肌群乃至全身肌肉可见的寒战	3

五、Ramsay 镇静评分

Ramsay 镇静评分见表 10-11。

表 10-11　Ramsay 镇静评分

评分标准	分值
烦躁不安	1
清醒，安静合作	2
嗜睡、对指令反应敏捷	3
浅睡眠状态，但可迅速唤醒	4
入睡，对呼叫反应迟钝	5
深睡状态，对呼叫无反应	6

注：2~4 分为镇静满意，5~6 分为镇静过度。

六、Ricker 镇静 – 躁动评分

Ricker 镇静 – 躁动评分（Ricker Sedation-Agitation Scale，SAS）见表 10-12。

表 10-12　Ricker 镇静 – 躁动评分

描述	定义	分值
危险躁动	拉拽气管插管，试图拔出各种导管，攻击医护人员，在床上辗转反侧	7
非常躁动	需要保护束缚并反复语言劝阻，咬气管导管	6
躁动	焦虑或者身体躁动，经言语提示劝阻可安静	5
安静合作	安静、容易唤醒、服从指令	4
镇静	嗜睡，语言刺激或轻轻摇动可唤醒并能服从简单指令，但又迅速入睡	3

表 10-12（续）

描述	定义	分值
非常镇静	对躯体刺激有反应，不能交流及服从指令，有自主运动	2
不能唤醒	对恶性刺激无或仅有轻微反应，不能交流及服从指令	1

注：恶性刺激指吸痰或用力按压眼眶、胸骨或加床 5 秒。

七、Richmond 镇静躁动评分

Richmond 镇静躁动评分（Richmond agitation and sedation sale，RASS）见表 10-13。

表 10-13　Richmond 镇静躁动评分

名称	描述	得分
有攻击性	有暴力行为	+4
非常躁动	试着拔出呼吸管、胃管或静脉输液通道	+3
躁动焦虑	身体激烈移动，无法配合呼吸机	+2
不安焦虑	焦虑紧张但身体只有轻微的移动	+1
清醒平静	清醒自然状态	0
昏昏欲睡	没有完全清醒，但可保持清醒超过 10 秒	-1
轻度镇静	无法维持清醒超过 10 秒	-2
中度镇静	对声音有反应	-3
重度镇静	对身体刺激有反应	-4
昏迷	对声音及身体刺激均无反应	-5

RASS 评估步骤如下。

（1）观察患者：患者清醒，烦躁不安，或躁动不安评为 0~4 分。

（2）假若患者没有清醒，呼叫患者名字，让患者睁开眼睛并看着讲话者。

1）患者醒来，保持睁眼和眼睛接触评为 -1 分。

2）患者醒来，有睁眼和眼睛接触，但不能维持评为 -2 分。

3）患者在声音刺激后有动静，但没有眼睛接触评为 -3 分。

（3）如果患者对声音刺激无反应，采用推摇患者的肩膀和（或）按摩胸骨进行身体刺激。

1）患者在身体刺激后出现任何动静评为 -4 分。

2）患者对任何刺激都没有反应评为 -5 分。